Dr. med. Carmen Jochem und
Prof. Dr. med. Michael Leitzmann

SITZSTREIK

Tipps und Tricks gegen die Risiken und Nebenwirkungen des Sitzens

Mit Illustrationen von Stefanie Traidl

HERDER
FREIBURG · BASEL · WIEN

Vermittelt durch Stefan Linde

MIX
Papier aus verantwortungsvollen Quellen
FSC® C083411
www.fsc.org

www.herder.de

Satz: Layoutsatz Kendlinger, Mediendesign, Freiburg
Herstellung: CPI books GmbH, Leck

Printed in Germany

ISBN Print 978-3-451-60058-6
ISBN E-Book 978-3-451-81452-5

Inhalt

Vorwort

Wir sitzen – im Auto, in der Arbeit, auf dem Sofa. Spätestens mit dem Schuleintritt lernen wir stundenlang ruhig zu sitzen. Im Erwachsenenalter gehört das tagtägliche Sitzen für die meisten von uns zum Alltag. Na und?, denken Sie, Sitzen ist doch bequem. Leider versteckt sich dahinter eine unbequeme Wahrheit: Sitzen kann nämlich krank machen! In den letzten Jahren haben Wissenschaftler weltweit herausgefunden, dass langes Sitzen die Entstehung einer Vielzahl von weit verbreiteten Krankheiten – darunter Diabetes, Krebs und Herz-Kreislauf-Erkrankungen – begünstigt. Aber auch Depression und Übergewicht gehören zu den Nebenwirkungen des langen Sitzens. Darüber hinaus steigt durch langandauerndes Sitzen das Risiko, vorzeitig zu versterben. Wir sitzen also auf einer tickenden Zeitbombe! Grund genug, um schleunigst aktiv zu werden und wieder auf die Beine zu kommen. Und genau das ist das Ziel dieses Buches.

Aus unserer langjährigen Erfahrung im Forschungsbereich der körperlichen Aktivität wissen wir, dass sich Bewegung in vielerlei Hinsicht förderlich auf unsere Gesundheit auswirkt. Was tun wir aber in den vielen Momenten oder gar Stunden, in denen wir uns nicht bewegen? Richtig, wir liegen, sitzen oder stehen. Liegen findet dabei häufig im Schlaf statt und trägt damit wesentlich zur Erholung von Körper und Geist bei. Mit Stehen wiederum verbringen die meisten von uns deutlich weniger Zeit als mit Sitzen.

Wir verbringen also einen Großteil unserer täglichen Wachzeit in einer sitzenden Position – wenn auch mit ganz unterschiedlichen Aktivitäten dabei – und gefährden damit unsere Gesundheit. Als relativ neu erkanntes, aber allgegenwärtiges Gesundheitsrisiko verdient das Sitzen daher eine etwas genauere Betrachtung. Aber nun noch einmal der Reihe nach …

Zunächst einmal möchten wir die Selbstverständlichkeit des allgegenwärtigen Sitzens hinterfragen und Sie dafür auf eine kurze Reise in die Entwicklungsgeschichte des Menschen mitnehmen. Hat der Mensch im Laufe der Entwicklung vom Menschenaffen zum modernen Menschen nicht eigentlich die Fähigkeit zum *Stehen* und *Gehen* erworben, nicht zum *Sitzen*? Darstellungen der menschlichen Evolution zeigen stets, wie wir Menschen uns aufrichteten und vom Affen auf allen Vieren zu dem wurden, als was man uns jetzt bezeichnet: den *Homo sapiens*. Was hat also dazu geführt, dass wir zu einer so sesshaften Spezies geworden sind? Und seit wann sitzen wir überhaupt?

Nach unserem kurzen Ausflug in die Vergangenheit betrachten wir einige soziokulturelle Aspekte des Sitzens. Was ist der Wendepunkt im Leben eines jeden Menschen, an dem er aufhört, voller Energie durch die Welt zu springen, und sich dem gesellschaftlich erwünschten Stillsitzen fügt? Auch möchten wir Ihnen zeigen, dass das Sitzen in vielen kulturellen Bereichen ein großes Thema darstellt. Es wird Sie überraschen, wie häufig wir mit dem Sitzen in Sprache, Musik, Kunst und Sport konfrontiert werden.

Schließlich stellt sich natürlich die Frage, ob das Sitzen in unser aller Leben tatsächlich eine so große Rolle einnimmt. Wie viel Zeit verbringen wir denn eigentlich mit sitzenden Tätigkeiten? Und was genau sind überhaupt sitzende Tätigkeiten? Und warum betrifft dieses Thema eine ganze Bandbreite an Menschen unterschiedlichster Alters- und Berufsgruppen? Wir möchten Ihnen daher einen Einblick in die Häufigkeit von sitzenden Tätigkeiten und die große Verbreitung davon in unserer Gesellschaft vermitteln.

Nun möchte man vielleicht meinen, dass das viele Sitzen an sich ja kein besonders bedeutungsvolles Problem darstellt. Vielleicht bringen wir den einen oder anderen Anfall von Rückenschmerzen mit einem langen Arbeitstag im Sitzen in Verbindung – aber sonst? Da wir sozusagen an der Quelle sitzen, was den wissenschaftlichen Fortschritt und die neuesten Forschungsergebnisse aus diesem Bereich anbelangt, möchten wir Ihnen auf leicht verständliche und anschauliche Art und Weise erklären, dass beim Sitzen so einiges in unserem Körper passiert und wie sich langes Sitzen auf die Entstehung einer Vielzahl an Erkrankungen auswirkt.

Was fangen wir aber damit an, wenn wir erkannt haben, dass langandauerndes und ununterbrochenes Sitzen unsere Gesundheit gefährdet? Wenn wir uns also bewusst geworden sind, dass wir auf einer tickenden Zeitbombe sitzen – wie können wir uns und unsere Gesundheit so schnell wie möglich in Sicherheit bringen? Dazu liefern wir Ihnen in diesem Buch leicht umzusetzende Ideen und Lösungsansätze, die Ihnen in den unterschiedlichsten alltäglichen Situationen dabei helfen können, weniger zu sitzen, längere Sitzphasen häufiger zu unterbrechen und mehr in Bewegung zu sein.

Zu guter Letzt möchten wir noch auf den Einfluss eingehen, den unser Umfeld auf unser Sitzverhalten haben kann, welche Rolle die Institution Schule, aber auch das Arbeitsumfeld, die Medien und die Politik dabei spielen und vor allem, wie unser Umfeld dazu beitragen kann, dass wir weniger sitzen und wieder aktiver werden.

Bevor wir Ihnen nun eine aufschlussreiche Lektüre über die „Zeitbombe Sitzen" wünschen, möchten wir noch auf folgende zwei Punkte hinweisen, für die wir uns aus Gründen der Lesbarkeit entschlossen haben. Zum einen haben wir darauf verzichtet, Quellenangaben im Text anzugeben. Eine vollständige Literaturliste finden Sie im Anhang dieses Buches. Zum anderen haben wir uns dazu entschieden, dass im gesamten Text nur die männliche Form verwendet wird, Frauen aber selbstverständlich mit inbegriffen sind.

Und nun wünschen wir (auch hier ist sowohl ein weiblicher als auch ein männlicher Part mit inbegriffen) Ihnen, liebe Leserinnen und Leser, viel Vergnügen mit der Lektüre von „Sitzstreik: Tipps und Tricks gegen die Risiken und Nebenwirkungen des Sitzens“.

1

Wir sitzen – noch nicht lange, dafür umso mehr

Sitzen gefährdet unsere Gesundheit. Zu den Nebenwirkungen des langen Sitzens zählen neben Krebserkrankungen und Depression eine Vielzahl an weiteren häufigen Erkrankungen. Wollen wir uns auf diese Risiken und Nebenwirkungen einlassen – indem wir ständig und überall Platz nehmen? Um zu verstehen, wie und warum Sitzen unsere Gesundheit gefährdet und wie wir auf einfache Art und Weise im Alltag wieder aktiver werden können, möchten wir Sie nun bitten, uns auf eine kurze Reise in die Entwicklungsgeschichte des Menschen zu folgen und dabei Lucy kennenzulernen.

Die Evolution des Homo sedens

Wir Menschen sind Vertreter der Gattung *Homo.* Weil wir es geschafft haben, uns unsere Vernunft zunutze zu machen, bezeichnet man uns auch als vernunftbegabten Menschen oder auch *Homo sapiens* (lateinisch sapiens = vernunftbegabt). Unser Charakteristikum ist sozusagen die Vernunft. Der Duden beschreibt Vernunft als das „geistige Vermögen des Menschen, Einsichten zu gewinnen, Zusammenhänge zu erkennen, etwas zu überschauen, sich ein Urteil zu bilden und sich in seinem Handeln danach zu richten“. Nehmen wir dieses Buch als Beispiel. Es bietet uns die Möglichkeit, eine Einsicht darüber zu gewinnen, ob und in welchem Maße Sitzen sich nachteilig auf unsere Gesundheit auswirkt. Im Anschluss an die Lektüre dieses Buches bilden wir uns ein Urteil. Bestenfalls lautet dieses Urteil: Zu langes und ununterbrochenes Sitzen ist schlecht für meine Gesundheit.

Wenn es richtig gut läuft, richten wir uns in unserem weiteren Handeln danach und versuchen, zu langes Sitzen zu vermeiden, zu unterbrechen oder zu reduzieren. So würden wir uns also als *Homo sapiens* verhalten, um unserer Vernunftbegabung gerecht zu werden.

Wir möchten Sie daher auffordern, die nachfolgenden Kapitel unter Zuhilfenahme Ihrer Vernunftbegabung zu lesen. Dabei werden Sie feststellen, dass uns diese Eigenschaft schon sehr lange zugeschrieben wird. Das übermäßige Sitzen hingegen ist in unserer Geschichte als *Homo sapiens* erst seit relativ kurzer Zeit präsent und nimmt dafür vergleichsweise viel Zeit und Raum in Anspruch. Wenn wir daran nichts ändern, wird man uns daher möglicherweise bald eher als sitzenden Menschen oder *Homo sedens* bezeichnen.

Millionen Jahre in Bewegung

Vor mehr als drei Millionen Jahren spazierte im heutigen Äthiopien eine frühe Vertreterin der Menschenaffen aufrecht durch die Welt. Sie hieß Lucy und gilt als das bekannteste Fossil von *Australopithecus afarensis* (eine Art der ausgestorbenen Gattung *Australopithecus*). Die Namensgebung beruht übrigens auf dem bei der Ausgrabung vom Tonband ablaufenden Song der Beatles „*Lucy in the sky with diamonds*". Was man von Lucy weiß, ist nicht viel. Sie war etwa 1,05 Meter groß, wog 27 Kilo und starb als junge Erwachsene. Sie konnte sich auf zwei Beinen fortbewegen – auch wenn ihre Beine im Vergleich zu den Armen noch verhältnismäßig kurz waren. Wir können aber davon ausgehen, dass Lucy die meiste Zeit in Bewegung war. Sie musste sich schließlich ihre Nahrung besorgen und konnte dafür nicht mit dem Auto bis direkt vor den Supermarkt fahren – ganz zu schweigen von einem Heimlieferservice, der ihr die frischen Bio-Beeren direkt in die Höhle geliefert hätte. Nicht einmal das regelmäßige Entleeren von Blase und Darm erledigte sie im Sitzen. Und auch wenn es überraschen mag, selbst drei Millionen Jahre später verrichten bei Weitem nicht alle Menschen ihr Geschäft im Sitzen (auch wenn dieser Gedanke dem überzeugten Comics-auf-dem-Klo-Leser kaum nachvollziehbar erscheint), sondern im Hocken – mehr dazu später.

Einige Zeit nach Lucys Ableben, also vor rund 2,5 Millionen Jahren, trat eine neue Gattung in Erscheinung: der *Homo.* Die Angehörigen der Gattung *Homo* unterscheiden sich von der Gattung *Australopithecus*, der Lucy angehörte, unter anderem durch eine Zunahme von Körper- und Gehirngröße, längere Beine und kürzere Arme. Die beiden ältesten *Homo*-Arten sind der *Homo rudolfensis* und der *Homo habilis.* Danach, vor etwa zwei Millionen Jahren, entwickelten sich der *Homo ergaster* und der *Homo erectus.* Über verschiedene Wege, die hier nicht weiter ausgeführt werden sollen, entstanden aus dem *Homo erectus* der Neandertaler *(Homo neanderthalensis)* und der *Homo sapiens* – der moderne Mensch. Auch wenn die zeitlichen Dimensionen im Vergleich zu Lucys Existenz überschaubarer sind, so sind auch die ältesten derzeit bekannten Funde immerhin über 150 000 Jahre alt. Zu den wichtigsten Merkmalen der Gattung Homo und damit auch des *Homo sapiens* gehört unter anderem der aufrechte Gang auf zwei Beinen (Bipedie), der uns das Stehen, aber auch die Fortbewegung im Gehen oder Laufen ermöglicht. Zwar konnte auch Lucy bereits aufrecht gehen, das Laufen oder Rennen in ausgereifter Form war jedoch erst der Gattung *Homo* möglich.

Damit waren unsere Vorfahren perfekt dafür ausgerüstet, ihrem Jäger- und Sammlertum zu frönen. Sie hatten eine starke Gesäßmuskulatur und lange Beine mit relativ kurzen Füßen und Zehen, die es ihnen ermöglichten, weite Strecken per pedes zurückzulegen. Dass das anstrengend war, kann man sich gut vorstellen. Und dass jeder Jäger, Sammler oder

Nomade sich auch einmal ausruhen wollte, ist ebenso klar wie die Tatsache, dass keiner von ihnen einen Klappstuhl dabei hatte, um sich bei Gelegenheit darauf niederzulassen. Was taten sie also? Vermutlich das Gleiche, was auch wir tun würden, wenn nach einem langen Marsch weit und breit keine Bank in Sicht ist und wir unseren Campingstuhl dummerweise nicht in den Rucksack gepackt haben. Sie hockten, kauerten oder legten sich einfach hin.

Was Sesshaft werden mit Sitzen zu tun hat

Wie ging es nun weiter mit den Jägern und Sammlern, die sich zum Ausruhen hinhockten? Es kam die Zeit, in der sie begannen, sesshaft zu werden.

Was Sesshaft-Werden mit Sitzen zu tun hat? Nun ja, das Sesshaft-Werden ist gewissermaßen der Ursprung des Sitzens. Zumindest hierzulande haben die Menschen angefangen, sich – in zweierlei Hinsicht – niederzulassen. Zum einen gingen sie zu einer ortsgebundenen Landwirtschaft über und blieben in Form von Siedlungen am selben Ort: sie *besetzten* sozusagen ein Stück Land, um sich dort häuslich niederzulassen. Zum anderen ermöglichte diese Sesshaftigkeit die Entwicklung und Etablierung von ersten Sitzgeräten.

Dennoch, wie kommt es, dass wir uns, nachdem wir uns über Millionen von Jahren zu einem *Homo erectus* entwickelt haben, der die Hände vom Boden genommen hat, die Hüfte gestreckt hat, um auf beiden Beinen in aufrechtem Gang zu laufen, innerhalb kürzester Zeit zu einem überall und fast dauerhaft sitzenden Wesen entwickelt haben?

Über königliches Thronen und christliches Sitzen

Während wir uns ein Leben in einer Umwelt, in der sich nicht an jeder Ecke Sitzgelegenheiten finden, heutzutage nur schwer vorstellen können, war dies noch vor einigen tausend Jahren durchaus die Realität. So war das Sitzen nur

Die Hockprobe – ein Selbstversuch:
Stellen Sie Ihre Füße mit etwas Abstand zueinander fest auf den Boden. Nun beugen Sie die Knie und bringen Sie Ihr Gesäß nach unten – und zwar so weit es geht. Die Fußsohlen bleiben allerdings auf dem Boden. Verweilen Sie ruhig eine Weile in der sogenannten Tiefen Hocke…

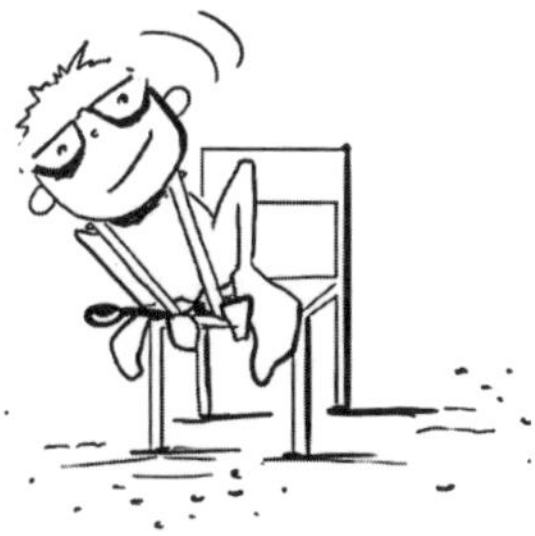

Geschafft? Dann können Sie sich nun einer der folgenden Gruppen zuordnen:
Gruppe 1) Ich bin weit davon entfernt, überhaupt in die Hocke zu kommen;
Gruppe 2) In die Tiefe Hocke komme ich schon – aber meine Fersen wollen einfach nicht am Boden bleiben;
Gruppe 3) Ich komme in die Tiefe Hocke, finde es allerdings höchst ungemütlich;
Gruppe 4) Ich kann mich in der Tiefen Hocke absolut entspannen.

Sie sind sicher nicht alleine, wenn Sie diese als „Tiefe Hocke" bezeichnete Haltung nicht unbedingt als erholsam empfinden. Hierzulande ist Hocken (mit beiden Füßen am Boden) den meisten Menschen heutzutage nicht mehr möglich. *Hierzulande*, weil in vielen Teilen dieser Welt ein Großteil der Bevölkerung sehr wohl hocken kann. Und *nicht mehr*, weil es uns im Kindesalter durchaus möglich ist, zu hocken, und zwar sogar über einen längeren Zeitraum. Interessanterweise nehmen wir die Hockhaltung beim Kind auch durchaus als normal wahr. Umgekehrt verhält es sich, wenn man sich als Erwachsener beispielsweise am Bahnsteig oder im Wartesaal einfach hinhockt. Oder wie würden Sie reagieren, wenn Sie den Büronachbarn am Boden oder auf dem Schreibtischstuhl hockend vor seinem Laptop vorfinden würden?

einigen wenigen und besonders mächtigen Personen wie beispielsweise Königen oder Priestern vorbehalten. Der königliche Thron stellt damit einen besonders edlen Vorfahren des Stuhls dar.

Im Christentum war das Sitzen auf Stühlen zuerst nur den Kirchenältesten erlaubt. Schließlich erhielten auch die Priester Sitze, und die Erfindung des Chorgestühls ermöglichte es den Priestern schon in frühchristlicher Zeit, während der Liturgie auch einmal Platz zu nehmen. Der Gemeinde war das Sitzen während des Gottesdienstes jedoch noch lange Zeit vorenthalten – sie wohnte dem Gottesdienst entweder kniend oder stehend bei.

Im Laufe der Zeit und mit wachsendem Reichtum wurden schließlich auch Sitze für Nichtgeistliche in der Kirche aufgestellt. Diese waren jedoch zunächst den angesehenen Vertretern des Bürgertums vorbehalten. Erst während der Reformation, also vor rund 500 Jahren, forderte die protestantische Gemeinde die Bestuhlung der Kirchen. Die katholische Gemeinde ließ sich damit noch etwas mehr Zeit.

Stuhl Nr. 14 geht in Massenproduktion

Noch zu Beginn des 19. Jahrhunderts (also vor rund 200 Jahren) galten Stühle als Luxusobjekte, die in aufwendiger Handarbeit und häufig aus edlen Materialien gefertigt wurden und somit nur für einen kleinen Teil der Gesellschaft überhaupt erschwinglich waren.

Bis Michael Thonet in den 1850er-Jahren mit der Herstellung des Stuhls Nr. 14 die Stuhlbauweise revolutionierte. Der 1796 in Boppard am Rhein geborene Tischlermeister folgte der Einladung von Fürst Metternich nach Wien und entwickelte mithilfe einer neuartigen Technik, dem Biegen von Massivholz, die sogenannten Bugholz-Möbel. Diese Möbel konnten in Serienfertigung und damit sehr preiswert produziert werden und wurden im Baukastenprinzip welt-

Stuhl, der
Substantiv, maskulin
Worttrennung: Stuhl
Betonung: *Stuhl*
Lautschrift: [ʃtuːl]
Herkunft: mittelhochdeutsch, althochdeutsch stuol, eigentlich = Gestell, verwandt mit stehen
Bedeutung:
1. mit vier Beinen, einer Rückenlehne und gelegentlich Armlehnen versehenes Sitzmöbel für eine Person
2. Kurzform für: Behandlungsstuhl
3. (katholische Kirche) nur in bestimmten Fügungen
4. a) Kurzform für: Stuhlgang;
   b) Kot vom Menschen

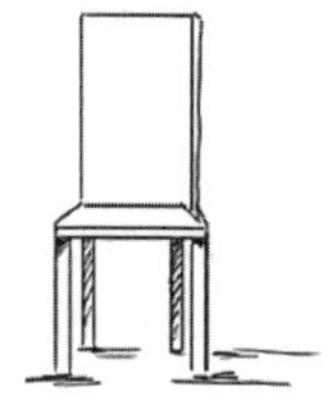

weit verkauft. Im Jahr 1859 entstand der berühmte und als „Wiener Kaffeehausstuhl" bekannte „Stuhl Nr. 14", der allein bis 1930 über 50 Millionen Mal verkauft wurde. Damit trug Michael Thonet wesentlich zum Übergang vom Handwerk zur industriellen Massenproduktion bei und machte den Stuhl dabei zum Massenprodukt, der leicht, elastisch, robust und vor allem erschwinglich war.

Von Stuhl zu Stuhl

Eine weitere praktische Erfindung, die es uns ermöglicht, schnell und bequem von einem Stuhl, sagen wir dem Bürostuhl, zu einem anderen Stuhl, nehmen wir das heimische Sofa, zu kommen, ist – Sie ahnen es schon – ein weit verbreiteter, gern genutzter, motorisierter, bewegter Stuhl. Dieser kommt meist in Form eines Autos daher. Bus oder Bahn beherbergen eine ganze Reihe bewegter Stühle. Wir müssen also meist nur die häufig recht kurze Wegstrecke von unserem Bürostuhl bis zum motorisierten Stuhl überwinden –

vielleicht kommt uns dabei ein Fahrstuhl oder eine Rolltreppe zugute. Denn wir möchten uns möglichst schnell wieder setzen, um dann sitzend in höchster Form mobil sein zu können. Oder anders gesagt: Es besteht keinerlei Gefahr, zwischen den Stühlen sitzen zu müssen, denn dafür haben wir ja unseren mobilen Stuhl.

Eine Fortbewegung, die stattfinden kann, ohne dass wir uns dabei selbst vom Platz bzw. vom Stuhl bewegen müssen, ist in unserer modernen Gesellschaft kaum mehr wegzudenken. Wir legen mit Auto, Bus und Bahn tagtäglich viele Kilo-

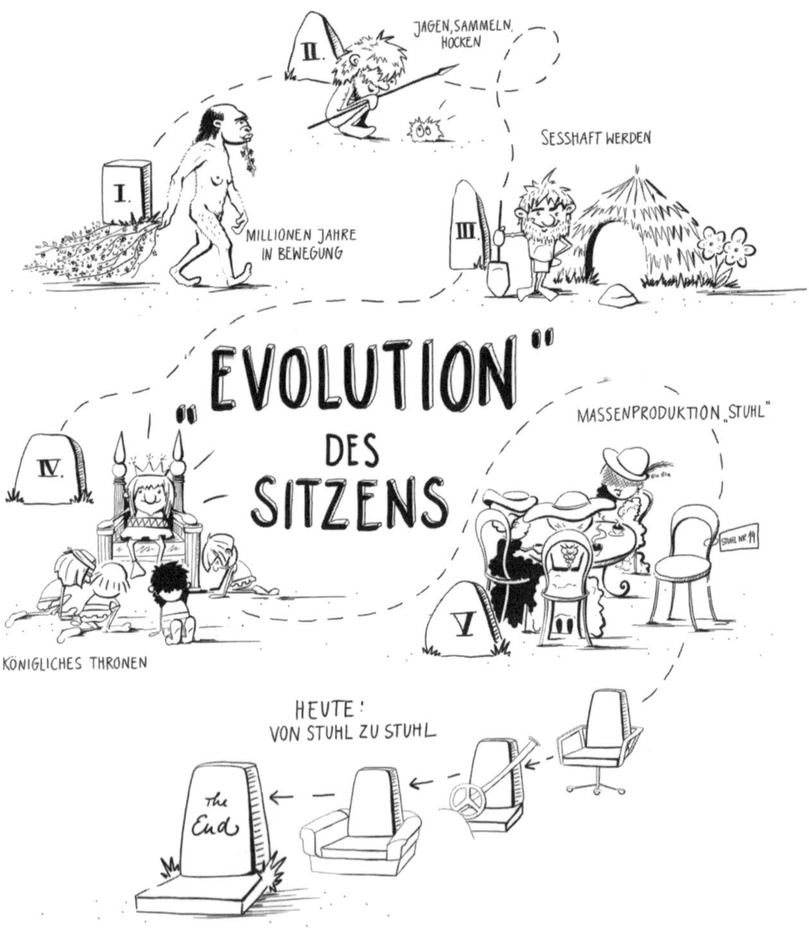
„EVOLUTION" DES SITZENS
I.
MILLIONEN JAHRE IN BEWEGUNG
II.
JAGEN, SAMMELN, HOCKEN
III.
SESSHAFT WERDEN
IV.
KÖNIGLICHES THRONEN
V
MASSENPRODUKTION „STUHL"
HEUTE: VON STUHL ZU STUHL
The End

meter zurück, ohne uns dabei anstrengen zu müssen. Mit dem Flugzeug bringen wir tausende von Kilometern in kurzer Zeit hinter uns, ohne dabei auch nur einmal aufstehen zu müssen. Die Möglichkeiten der Fort*bewegung* sind also so weit fort*geschritten*, dass wir sie vielmehr als Möglichkeiten des Fort*sitzens* – um nicht zu sagen Fest*sitzens* – bezeichnen müssten.

Das sitzt! Das Wichtigste in Kürze:
Die Evolution des Homo sedens

- Im Laufe der Evolution hat sich der Mensch zum *Homo erectus* aufgerichtet und verbrachte als Jäger und Sammler einen Großteil des Tages in Bewegung.
- Im Zuge des Sesshaft-Werdens besetzten die Menschen Land und erschufen erste Sitzgeräte.
- Vor wenigen hundert Jahren war das Sitzen auf Stühlen noch einzelnen und besonders mächtigen Personen vorbehalten.
- Erst Mitte des 20. Jahrhunderts wurde der Stuhl zum Massenprodukt, das für jedermann erschwinglich wurde.
- Transportmittel wie Auto, Bahn und Bus tragen dazu bei, dass wir uns auch sitzend fortbewegen können.
- Die Industrialisierung sowie technische Fortschritte haben dazu beigetragen, dass der Mensch immer mehr Zeit im Sitzen verbringt und damit zum *Homo sedens* wird.

Gibt es eine Sitzkultur?

Dass es in der Evolution des *Homo sedens* mit der Sesshaftwerdung und der schrittweisen Verbreitung des Stuhlsitzens in sämtliche Gesellschaftsschichten einige kritische Punkte gab, die das übermäßige Sitzen förderten, ist die eine Sache. Die andere aber ist die Kultur des Sitzens. In unserer Gesellschaft spielt das Sitzen eine zentrale Rolle und muss mühevoll erlernt werden. Dabei hat sich das Sitzen wiederum in unserem Alltag ebenso wie in unserem Sprachgebrauch schon ziemlich fest*gesetzt*.

Sitzen muss gelernt werden

Dass man die Ursprünge des Sitzens neben den evolutionären Aspekten auch aus einer ganz anderen Perspektive betrachten kann, fällt bei der Beobachtung von Kindern auf.

Vermutlich kommt einigen Eltern folgende Situation bekannt vor: Man gibt sich bei der Zubereitung des Essens Mühe, deckt den Tisch und freut sich auf eine gemeinsame Mahlzeit. Während man das Essen verteilt, rutschen die Kinder aber bereits ungeduldig auf ihren Stühlen herum, sodass einem der Satz „Könnt ihr euch bitte ruhig hin*setzen*!" schnell herausrutscht. Ist das Essen in vollem Gange und wechselt der Sprössling seine Position bereits zum fünften Mal von Auf-dem-Stuhl-Hocken zu Ein-Bein-Anziehen-und-auf-dem-anderen-Bein-Knien, entwischt einem vielleicht ein „*Setz* dich doch mal bitte ordentlich hin!". Wenn der kindliche Appetit dann abklingt und das Kind am liebsten wieder spielen möchte, kommt es schon einmal vor, dass die letzten Happen im Stehen verdrückt werden – was von Seiten der Eltern hin und wieder mit einem „Wir essen aber im *Sitzen*!" kommentiert wird. Na dann, Prost Mahlzeit! Auch im Restaurant passiert es ab und an, dass die Familie am Nachbartisch einen etwas angespannten Eindruck macht: die Eltern, weil sie ihre Kinder ständig zum Stillsitzen und Sitzenbleiben auffordern, und die Kinder, weil sie eben genau das nicht wollen.

Wer von Ihnen Kindergartenkinder in der Familie oder im Freundeskreis hat, der wird bestätigen können, dass zwei- bis sechsjährige Energiebündel die meiste Zeit des Tages mit Laufen, Rennen, Hüpfen, Klettern, Kriechen, Krabbeln und Turnen verbringen – das ganze wahlweise und je nach Wetter entweder drinnen oder draußen. Und das tun sie mit Sicherheit nicht, weil es ihnen an Sitzgelegenheiten mangelt. Werfen Sie doch einmal einen Blick in die eigenen vier Wände und zählen Sie alle möglichen Sitzplätze. Sie werden erstaunt darüber sein, wie viele Sitzmöglichkeiten sich Ihnen (selbst unter Vernachlässigung von Kloschüsseln und Gartenmöbeln) im privaten Umfeld bieten.

Warum sind also die meisten der kleinen Springinsfelde (noch) keine Stuben*hocker*? Der springende Punkt ist: Sie sind Kita- oder Kindergartenkinder. Das bedeutet, sie *dürfen* die meiste Zeit des Tages mit Spielen, Laufen, Klettern, Turnen, Hüpfen usw. verbringen – noch! Denn ab dem Alter von etwa sechs Jahren endet das Vergnügen abrupt – mit dem Schuleintritt. Die Schulpflicht alias *Stuhl*pflicht ruft, und spätestens dann heißt es: *Stillgesessen!*

Über die Institutionalisierung des Sitzens

Was in der Schule noch vor dem Erlernen von Lesen und Schreiben eingeübt wird, ist das Sitzen. Erstaunlich eigentlich, dass man den Satz „Ich gehe in die Schule, um sitzen zu lernen" nicht gerade häufig zu hören bekommt.

Immanuel Kant (deutscher Philosoph, 1724–1804) stellte in einer Abhandlung über die Pädagogik folgendes fest: „Wildheit ist die Unabhängigkeit von Gesetzen. Disciplin unterwirft den Menschen den Gesetzen der Menschheit, und fängt an, ihn den Zwang der Gesetze fühlen zu lassen. Dieses muß aber frühe geschehen. So schickt man z.E. Kinder Anfangs in die Schule, nicht schon in der Absicht, damit sie dort etwas lernen sollen, sondern damit sie sich daran gewöhnen mögen, still zu sitzen, und pünktlich das zu beobachten, was ihnen vorgeschrieben wird, damit sie nicht in Zukunft, jeden ihrer Einfälle würklich auch und augenblicklich in Ausübung bringen mögen." (Über die Pädagogik, 1803). Man soll sich also schon in möglichst jungen Jahren daran gewöhnen, stillzusitzen und brav zu sein, um ja nicht auf dumme Gedanken zu kommen.

So gilt die Schule schon seit geraumer Zeit als die gesellschaftliche Einrichtung, die den Menschen das Sitzen lehrt. Das Schulwesen fungiert sozusagen als *Stuhl*wesen. Je nach Bundesland haben Kinder in Deutschland eine sogenannte Vollzeitschulpflicht von neun oder zehn Jahren, was bedeutet, dass alle Kinder während dieser Zeit die Schulbank drücken müssen. Jugendliche haben mit dem Ende der Schulpflicht das tägliche Sitzen als eine der Grundfähigkeiten für das Überleben in (und auch außerhalb) der Schule und als normale Arbeitsposition verinnerlicht. So sind Schulabgänger bereits bestens auf die sitzende Lebensweise vorbereitet. Möglicherweise ist das institutionalisierte Sitzen, also das Sitzen als gesellschaftlich anerkannte und verbreitete Haltung innerhalb und auch außerhalb von Einrichtungen wie beispielsweise Schulen, die Erklärung dafür, weshalb Sitzen für die allermeisten von uns so *normal* zu sein scheint. Wir alle haben für mehrere Jahre die Schulbank gedrückt, und wir alle hatten *Sitz*nachbarn in der Schule. Die meisten von uns wurden mal um*gesetzt* und der ein oder andere kam sogar einmal in den ganz besonderen Genuss des Nach*sitzens*. Den *Sitzen*bleibern wurde sogar ein weiteres Jahr Stillsitzen gewährt. Es wird also größter Wert darauf gelegt, dass das Sitzen sorgfältig eingeübt wird und aus jedem Kind ein möglichst diszipliniertes *Stuhl*wesen wird.

nachsitzen
unregelmäßiges Verb
Worttrennung: nach|sit|zen
Betonung: *n<u>a</u>chsitzen*
Bedeutung: zur Strafe außerhalb des Unterrichts noch in der Schule bleiben

Die wenigsten Eltern werden beim ersten Elternabend in der Grundschule ihrer Kinder hinterfragen, warum das Klassenzimmer mit Tischen und Stühlen ausgestattet ist. Dass es in einem Hörsaal oder einem Konferenzraum Sitzgelegenheiten gibt, stellt man in der Regel nicht in Frage. Und wenn man einen neuen Büroarbeitsplatz zugewiesen bekommt, wäre die Reaktion vermutlich etwas verhalten, wenn kein Stuhl am Schreibtisch stünde, ebenso wie ein Fußballstadion ohne Sitzplätze die meisten Zuschauer wohl eher überraschen würde.

Warum Sitzen erster Klasse nicht unbedingt von Vorteil ist

Haben wir das Sitzen einmal erlernt, merken wir, dass das Sitzen in unserer Gesellschaft in zweierlei Hinsicht mit einer sozialen Ordnung verbunden ist. Der erste Aspekt ist offensichtlich. So ist es Ihnen vielleicht auch schon einmal passiert, dass Sie in einen überfüllten Zug eingestiegen und auf der Suche nach einem freien Sitzplatz zu einem vermeintlich freien Abteil gelaufen sind, um dann direkt davor festzustellen, dass das Abteil für Reisende der ersten Klasse vorgesehen ist. Pech gehabt. Ebenso wird sich vermutlich jeder Economy-Class-Passagier im Flugzeug schon einmal nach der Beinfreiheit der Passagiere in der Business Class gesehnt haben. Aber auch Massagesessel in Kinos und komfortable Sitzgelegenheiten in Wartezimmern für Privatpatienten sind Beispiele, die zeigen, dass es Sitzen erster und zweiter Klasse gibt.

Dass Sitzen erster Klasse in aller Regel teurer ist als Sitzen zweiter Klasse, ist nachvollziehbar. Schließlich haben Beinfreiheit, breitere und dicker gepolsterte Sessel in einer ruhigeren Umgebung einen gewissen Mehrwert. Dagegen kann man kaum etwas einwenden. Aber, und Sie werden es schon ahnen, teuer und bequemer sitzen schützt leider nicht vor den negativen Auswirkungen des Sitzens auf die Gesundheit. Sitzen – auch in einem noch so bequem gepolsterten Ledersessel – ist schlichtweg ein und dasselbe wie Sitzen auf jedem handelsüblichen Stuhl – und zwar ganz egal, ob in der ersten oder zweiten Klasse.

Nun gibt es aber noch einen zweiten Aspekt, der das Sitzen in unserer Gesellschaft mit einer sozialen Ordnung in Verbindung bringt, wobei hier die Zuordnung zur ersten bzw. zweiten Klasse eher im übertragenen Sinn stattfindet. So geht eine überdurchschnittlich lange Sitzzeit im Jugend- und jungen Erwachsenenalter oftmals mit einem hohen Bildungsniveau einher. Hat man also in der Schulzeit und danach Ausdauer und Sitzfleisch an den Tag gelegt, steigt die Chance, im Berufsleben wiederum einen bestuhlten Büroarbeitsplatz zu ergattern. Legt man dabei dann ein besonderes Sitzvermögen an den Tag, ergibt sich gelegentlich im weiteren beruflichen Verlauf die Möglichkeit auf immer bessere Stühle am Arbeitsplatz – bis hin zum Chefsessel.

Chefsessel, der
Substantiv, maskulin

Worttrennung:	Chef|ses|sel
Betonung:	*Chefsessel*
Bedeutung:	Stellung, die jemand als Chef, Chefin innehat

Dass sowohl ein hohes Bildungsniveau als auch berufliche Aufstiegsmöglichkeiten durchaus als positiv zu bewerten sind, ist unumstritten. Ebenso unumstritten ist aber auch die Tatsache, dass ein hohes Bildungsniveau sozusagen einen Risikofaktor für langes Sitzen am Arbeitsplatz darstellt, beginnend mit überdurchschnittlich langem Sitzen in Schule und Ausbildungsstätte (z.B. Universität). Mehr zum Risikofaktor Bildung erfahren Sie später.

Von Lehrstühlen, Richterstühlen und anderen berufsspezifischen Sitzen

Manch besonders erfolgreichem Langzeitsitzer bietet die Gesellschaft ganz besondere Exemplare von „Stühlen“ an wie beispielsweise Lehrstühle, Richterstühle oder Bischofsstühle. Ein Stuhl, der weltweit ganz exklusiv von nur einer Person besetzt (bzw. eher repräsentiert) werden kann, ist der Heilige Stuhl.

All diese Stühle haben die Gemeinsamkeit, dass das Sitzen darauf durch eine stark geistig geprägte Tätigkeit gekennzeichnet ist, die darüber hinaus mit einer deutlichen sozialen Hierarchie einhergeht. Während dem Lehrenden im Mittelalter die Ehre zuteil kam, sich zu setzen, um seinen Gedanken freien Lauf lassen zu können, bleibt der moderne Lehrstuhl als sprachliche Erinnerung daran. Heutzutage tragen die meisten Lehrenden von einem als Katheder (nicht zu verwechseln mit den als Katheter bezeichneten Schläuchen, die für medizinische Eingriffe wie z.B. die Entleerung der Blase – Blasenkatheter – verwendet werden) benannten Rednerpult vor – im Stehen wohlgemerkt.

Lehrstuhl, der

Substantiv, maskulin

Worttrennung:	Lehr|stuhl
Betonung:	*Lehrstuhl*
Lautschrift:	[ˈleːɐ̯ʃtuːl]
Herkunft:	Im Mittelalter saß der Lehrende auf einem [Ehren]stuhl
Bedeutung:	1. Planmäßige Stelle eines Professors, einer Professorin an einer Universität oder Hochschule; Professur; 2. Lehrstuhlinhaber/-in und seine/ihre Mitarbeiterinnen und Mitarbeiter

Nachdem nun die Rede von einigen eher hochkarätigen Stühlen war, sollen hier noch kurz ein paar besondere Stühle bzw. Sitze aufgeführt werden, die jeweils einem eigenen Berufszweig zugeordnet werden können. Die meisten von Ihnen kommen sicherlich hin und wieder in den Genuss, sich auf einem Behandlungsstuhl niederzulassen, beispielsweise bei der jährlichen Vorsorgeuntersuchung beim Zahnarzt. Behandlungsstühle wie der Zahnarztstuhl oder der Gynäkologische Stuhl ermöglichen dem jeweils zuständigen Arzt die Untersuchung einer bestimmten Körperöffnung, wobei der zu Untersuchende wiederum eine halbwegs entspannte Haltung einnehmen kann. Ebenso wie die Ärzte ihre Patienten auf besonderen Behandlungsstühlen Platz nehmen lassen, bittet der Friseur seine Kunden auf spezielle Friseurstühle. Der Schneider wiederum kam ganz ohne Stuhl aus, er setzte sich einfach auf einen Tisch in Fensternähe, um zum einen genug Licht für seine Arbeit zu haben und zum anderen genügend Platz für herabhängende Stoffteile zu gewährleisten.

Schneidersitz, der
Substantiv, maskulin

Worttrennung:	Schnei|der|sitz
Betonung:	*Schneidersitz*
Lautschrift:	[ˈʃnaɪ̯dɐzɪts]
Grammatik:	Ohne Plural
Synonym:	Türkensitz, der
Bedeutung:	Sitzhaltung [eines auf dem Boden Sitzenden], bei der die Oberschenkel gegrätscht und die Unterschenkel bzw. die Füße über Kreuz darüber gelegt sind

Der Jäger hingegen nimmt auf einem eigens für seine beruflichen Ziele angefertigten Hochsitz Platz. Dieser sollte wiederum nicht mit dem Hochstuhl für Kleinkinder verwechselt werden, auch wenn dieser ebenfalls das Anvisieren der Nahrung erleichtert. Sicherlich gibt es noch eine ganze Reihe weiterer berufsspezifischer Stühle – denen allen gemeinsam ist, dass das Sitzen auf besonderen Stühlen für viele Berufszweige sehr charakteristisch ist. Schlussendlich ist es aber irrelevant, auf welchem dieser speziellen Sitze oder Stühle der Berufstätige sitzt, denn der Knackpunkt ist das Sitzen an sich.

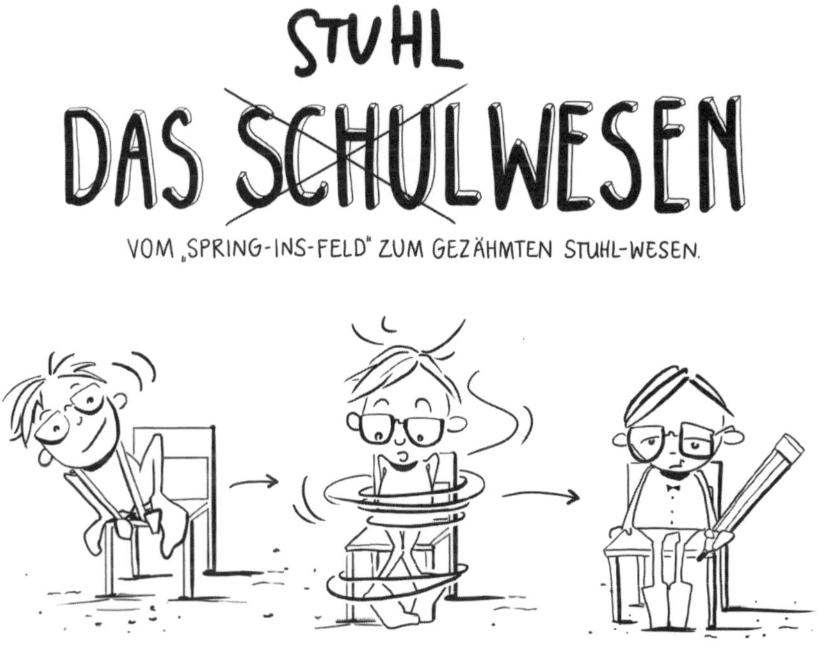
STUHL
DAS SCHULWESEN
VOM „SPRING-INS-FELD" ZUM GEZÄHMTEN STUHL-WESEN.

Über Stuhlgang, Toilettensitze und Sitztoiletten

Lucy hat es uns bereits vor Augen geführt: Über Millionen von Jahre haben unsere Vorfahren nicht auf der Toilette gesessen. Erstens gab es keine Toiletten (zumindest nicht in der Art, wie wir sie uns vorstellen), und zweitens konnten Lucy und Konsorten ihr Geschäft durchaus im Hocken erledigen. Auch heutzutage haben sich viele unserer Mitmenschen in anderen Ländern dieser Welt die Fähigkeit, im Hocken Stuhlgang zu verrichten, erhalten.

Dennoch ist es naheliegend, dass die Massenproduktion des Stuhls sich nicht nur auf das Interieur der Wiener Kaffeehäuser auswirkte. Heutzutage können wir uns Toilettensitze in verschiedensten Farben, Materialien, mit oder ohne Motiven und zu unterschiedlichen Preisen aussuchen. Die Auswahl an Hocktoiletten hierzulande ist hingegen recht überschaubar, und auch die Modelle sind eher eintönig. Wer weiß, vielleicht werden sich unsere Nachfahren einmal darüber wundern, weshalb wir unser Geschäft in einer derart unphysiologischen Sitzhaltung auf Sitztoiletten verrichtet haben und dabei diverse gesundheitliche Risiken eingegangen sind. Mehr zur empfohlenen Haltung beim Toilettengang lesen Sie später.

Stuhlgang, der
Substantiv, maskulin

Worttrennung:	Stuhl|gang
Betonung:	*Stuhlgang*
Herkunft:	spätmittelhochdeutsch stuolganc, eigentlich = Gang zum (Nacht)stuhl
Bedeutung:	1. Stuhlentleerung 2. Stuhl

Sitzen im Sprachgebrauch

Sie haben es sicherlich bereits gemerkt: Sitzen ist allgegenwärtig. Nicht nur, dass wir überall und ständig sitzen, auch in unserem Sprachgebrauch nimmt das Sitzen eine nicht unerhebliche Rolle ein. Im Duden gehört das Verb *sitzen* zu den 1000 häufigsten Wörtern. Die Substantive *Stuhl* und *Sitz* schaffen es immerhin noch unter die Top 10 000.

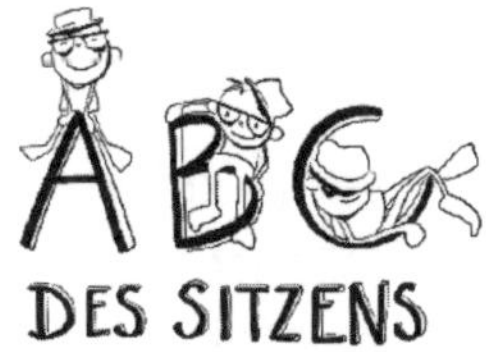

sitzen
unregelmäßiges Verb
Worttrennung: sit|zen
Betonung: *si̲tzen*
Lautschrift: [ˈzɪtsn̩]
Herkunft: mittelhochdeutsch sitzen, althochdeutsch sizzen, verwandt mit lateinisch sedere = sitzen
Bedeutung:

1. a) eine Haltung eingenommen haben, bei der man mit Gesäß und Oberschenkeln bei aufgerichtetem Oberkörper auf einer Unterlage (besonders einem Stuhl o. Ä.) ruht [und die Füße auf den Boden gestellt sind];
   b) (schweizerisch) sich setzen;
   c) (von Tieren) sich auf etwas, an einer bestimmten Stelle aufhalten, niedergelassen haben
2. a) (umgangssprachlich) an einem [entfernten] Ort leben und tätig sein;
   b) Mitglied in einem Gremium o. Ä. sein;
   c) (umgangssprachlich) wegen einer Straftat längere Zeit im Gefängnis eingesperrt sein
3. sich an einer bestimmten Stelle befinden
4. in Schnitt, Form, Größe den Maßen, dem Erscheinungsbild des Trägers entsprechen; passen
5. a) (umgangssprachlich) so einstudiert, eingeübt sein, dass man das Gelernte perfekt beherrscht [und richtig anwenden, ausführen kann];
   b) (umgangssprachlich) richtig treffen und die gewünschte Wirkung erreichen

Im Folgenden eine kleine Wortspielerei – um nur einige Beispiele für die Allgegenwärtigkeit des Sitzens in unserem Sprachgebrauch zu nennen:

Abgesehen davon, dass wir *auf* – oder gar *zwischen – den Stühlen sitzen* können, kann es passieren, dass wir manchmal *einen sitzen haben* – vielleicht weil uns jemand *versetzt* hat oder wir *von jemandem sitzen gelassen wurden*. Von unseren Kindern erwarten wir, dass sie *stillsitzen* – funktioniert das nicht, müssen sie *nachsitzen* oder gar *sitzenbleiben*. Wir können über Büchern, am Steuer, über einer Arbeit, bei Tisch oder einfach *den ganzen Tag zu Hause sitzen*. Dabei versuchen wir daran zu denken, möglichst *gerade zu sitzen*. Wenn etwas *gut sitzt*, freuen wir uns darüber. Weniger erfreut sind wir, wenn wir *hinter Schloss und Riegel* oder *hinter schwedischen Gardinen sitzen* müssen. Ebenso können wir *in der Klemme sitzen*, *festsitzen* oder *aufsitzen*. Auch ist es nicht selten, dass wir *Zeit absitzen*, *auf etwas sitzen bleiben* oder *in der Patsche sitzen*. Häufig aber *sitzen wir alle im selben Boot*.

Wenn Sie heute schon *gesessen sind*, dann stammen Sie vermutlich aus Süddeutschland, Österreich oder der Schweiz; alle hochdeutsch Sprechenden hingegen *haben gesessen*. Glücklicherweise haben die meisten von uns einen *Wohnsitz*, manche gar einen *Landsitz*. Wir alle verfügen über ein *Sitzbein*, der eine mit mehr, der andere mit weniger *Sitzfleisch*. Wir können ein *Sitzbad* nehmen oder an einem *Sitzstreik* teilnehmen. Während der eine den *Lotossitz* dem *Schneidersitz* vorzieht, schwört ein anderer auf den *Sitzball*. Nicht immer bequem sind der *Abgeordnetensitz*, der *Parlamentssitz* und der *Regierungssitz*. Während wir unsere Kinder in *Fahrradsitzen*, auf *Kindersitzen* oder in *Hochstühlen* Platz nehmen lassen, verbringen wir selbst häufig viele Stunden in einer *Sitzung*, einem *Autositz* (bestenfalls mit *Sitzheizung*), auf dem *WC-Sitz*, einem *Hochsitz* oder auf anderen *Sitzflächen* – um nur einige *Sitzgelegenheiten* zu nennen. Ganz zu schweigen von diversen *Stühlen* wie dem *Schreibtischstuhl*, dem *Klappstuhl*, dem *Schaukelstuhl*, dem *Drehstuhl* können wir es uns auf einem *Metallstuhl* ebenso bequem machen wie auf einem *Holz-*, *Plastik-* oder *Rattan-*

stuhl. Wenn wir *an jemandes Stuhlbein gesägt* haben, fühlen wir uns mitunter nach dem Besuch des *Beichtstuhls* erleichtert. Nach langanhaltendem *Stuhldrang* wiederum verspüren wir nach dem *Stuhlgang* ein Gefühl der Erleichterung. Zum Ausruhen begeben wir uns auf den *Liegestuhl*, zur Untersuchung auf den *Behandlungsstuhl.* In einigen Fällen bedarf es eines *Rollstuhls*, und häufig sind wir der Benutzung eines *Fahrstuhls* nicht abgeneigt. Und ebenso wie der *Nachtstuhl* heutzutage eher selten geworden ist, wird auch der *elektrische Stuhl* zum Glück immer seltener verwendet.

Sitzen in Kunst, Musik und Sport

Das Thema Sitzen ist in – zumindest ein bisschen. Ehrlich gesagt ist es vor allem bei Wissenschaftlern in. Andere Berufsgruppen haben das Thema Sitzen schon viel früher als wichtig erkannt, allen voran die Künstler. Um nur ein Beispiel zu nennen: Der französische Bildhauer Auguste Rodin erschuf Ende des 19. Jahrhunderts mit dem Denker eines seiner Hauptwerke, der, abgesehen davon, dass er denkt, dies – natürlich – im Sitzen tut.

Auch der Stuhl selbst als Objekt wurde schon von Vielen als Kunstwerk in Szene gesetzt. Manch ein Industriedesigner verdient sein Geld mit Stühlen, indem er vermeintlich besondere Exemplare davon entwickelt.

Fredrik Vahle, ein bekannter deutscher Kinderliedermacher, widmete dem Sitzen sogar einen ganzen Song. Ganz zu schweigen von diversen Schriftstellern, die in ganz unterschiedlichen Kontexten mit dem Sitzen als Wort und in Redewendungen spielen.

Auch Choreographien sind schon rund um das Thema Sitzen entstanden. So thematisierte die Tänzerin Tanja Kodlin die Rolle des Sitzens und des Stuhls in unserer Gesellschaft in einer 20-minütigen Choreographie mit dem Titel „Homo sedens".

Eine Art Choreographie stellt auch das in vielen Ländern und Variationen und hierzulande unter Namen wie Stuhltanz, Stuhlpolonaise, Sesseltanz oder Reise nach Jerusalem bekannte Spiel, das nicht nur an Kindergeburtstagen zur Unterhaltung eingesetzt wird. Ziel des Spieles ist es, einen *Sitz*platz zu ergattern bzw. zu be*setzen*. Wer keinen Sitzplatz bekommt, muss stehen, hat verloren und darf nicht mehr mitspielen. Dass dieses Spiel aber nicht immer nur in Form eines Einzelkämpfer-Herumrennens stattfinden muss, sondern durchaus auch als Mannschaftssport geeignet ist, zeigten vor mehr als 15 Jahren Studenten der Universität Münster. Sie verliehen dem Ganzen einen neuen Namen, nämlich „JtoJ" (kurz für „Journey to Jerusalem"), überlegten sich Regeln, gründeten einen Weltverband und veranstalteten einmal pro Semester die Weltmeisterschaft im „JtoJ", den sogenannten Superstuhl.

Vielen ist wohl auch die Geschichte des Zappelphilipps aus dem Buch „Der Struwwelpeter" (1845) bekannt, in der der Frankfurter Psychiater Heinrich Hoffmann einen Jungen beschreibt, der am Tisch nicht stillsitzen kann und schließlich so stark mit dem Stuhl schaukelt, dass er samt Tischdecke und Mahlzeit auf den Boden fällt. Im Kontext der damaligen Zeit unterstreicht diese Geschichte die Rolle des Stillsitzens bei Tisch. Heutzutage wird sie häufig mit Hyperaktivität bei Kindern in Verbindung gebracht. Dass die Unfähigkeit des Zappelphilipps, still sitzen zu bleiben, aber auch durchaus positive Seiten hat, werden wir im Kapitel „Still sitzen – muss das wirklich sein?" noch sehen.

Zwar ist dies nur eine sehr stichpunktartige Auswahl an Darstellungen des Sitzens im Bereich Kunst und Kultur, sie verdeutlicht aber den Stellenwert, den das Sitzen in diesen Bereichen hat. Darüber hinaus wird offensichtlich: Künstler und Schriftsteller haben deutlich früher als die Wissenschaftler erkannt, dass das Thema Sitzen besondere Aufmerksamkeit verdient.

Das Thema Sitzen kann in Kunst und Musik zum einen das Motiv sein, das dargestellt wird. Wenn wir aber die Perspektive wechseln, wird das Sitzen auch die vorherrschende Grundhaltung, aus der wir Kunst und Musik in aller Regel betrachten bzw. aufnehmen. Während die große Mehrheit der Theater- oder Konzertbesucher der Vorstellung in aller Regel im Sitzen beiwohnt, hat manch einer schon den Vorteil preisgünstigerer Stehplätze genossen. Bei Kinokarten kann man im Gegensatz dazu (bei in aller Regel günstigeren Tickets) bereits sichergehen, dass man für das Geld auch einen Sitzplatz bekommt. Umgekehrt kann es als unpassend empfunden werden, ein Konzert mit lebensfrohen und beschwingenden Rhythmen, bei denen man sich kaum stillhalten kann, in einem bestuhlten Konzertsaal zu erleben.

Interessant ist auch die Tatsache, dass im Fernsehen übertragene Sportsendungen häufig gute Einschaltquoten haben, ebenso sind auch Sportarenen nicht selten ausverkauft. Das heißt nämlich, dass eine Vielzahl von uns es sich also gemütlich macht und gespannt dabei zusieht, wie sich ein paar wenige Mitmenschen vollends verausgaben.

Im Übrigen, der ein oder andere bekennende Yogi unter Ihnen wird vermutlich schon auf brennenden Kohlen sitzen und sich fragen, ob das Sitzen in der Lotusposition allen Ernstes auch als schädlich für die Gesundheit eingestuft werden soll. Der Lotossitz stellt eine fernöstliche Form der Meditation dar und wird beispielsweise im Yoga praktiziert. Die Sitzposition ähnelt dem Schneidersitz, jedoch liegen die Füße beim Lotossitz auf den Oberschenkeln des jeweils anderen Beins. Die Fußsohlen zeigen dabei nach oben, und die Knie befinden sich im Kontakt mit dem Boden. Im Gegensatz zum Schneidersitz ist die Sitzhaltung beim Lotossitz sehr stabil, und dem Meditieren steht nichts mehr im Wege.

Lotossitz, der
Substantiv, maskulin

Worttrennung:	Lo|tos|sitz
Betonung:	*Lotossitz*
Herkunft:	Sitzhaltung ähnelt einer offenen Lotosblüte
Bedeutung:	Schneidersitz, bei dem die Füße auf den Oberschenkeln liegen

Sie brauchen sich jedoch keine Sorgen zu machen. Aus mehreren Gründen besteht durch regelmäßiges Praktizieren des Lotossitzes keine Gefahr für Ihre Gesundheit: Erstens werden die meisten von Ihnen vermutlich keine acht Stunden täglich im Lotossitz verbringen. Zweitens hat Meditation durchaus einen positiven Einfluss auf die Gesundheit. Drittens ist die Haltung bei einem sauber ausgeführten Lotossitz in aller Regel nicht mit der üblichen und im Alltag verbreiteten Sitzhaltung zu vergleichen. Und zu guter Letzt wird der Lotossitz hierzulande zumeist in Kombination mit weiteren Yogaübungen ausgeführt, sodass das Sitzen in Relation zur Bewegung nur einen kleinen Teil ausmacht.

Philosophie des Sitzens

Ob Rodins Denker im Stehen ebenso gut nachdenken hätte können wie im Sitzen? Bei den griechischen Philosophen in der Antike hat das anscheinend noch ganz gut funktioniert. So gibt es eine ganze Reihe an Darstellungen, die große Denker wie Platon und Aristoteles beim Philosophieren im Stehen oder Gehen abbilden. Da das Sitzen vermutlich damals noch nicht ganz so viel Zeit und Raum in Anspruch nahm wie heutzutage, kamen die Philosophen der Antike gar nicht auf die Idee, sich über das Thema Sitzen den Kopf zu zerbrechen. Da das Sitzen heute einen zentralen Bereich unseres Lebens beansprucht, wird es von zeitgenössischen Philosophen thematisiert.

Der deutsche Philosoph Hajo Eickhoff (geb. 1946 in Viöl bei Husum) hat diverse Abhandlungen und Bücher darüber verfasst, welche geschichtliche und kulturelle Rolle das Sitzen in der Gesellschaft einnimmt und wie es sich auf unseren Körper und noch vielmehr auf unser Denken auswirkt. Dabei bezeichnet Eickhoff unsere Gesellschaft als „eine Institution des Stuhls“, die „den Sitzzwang in Schulen und Ämtern einrichtet und überwacht“. Er beschreibt Stühle als „die Bausteine unserer sozialen Architektur“, die uns Menschen anordnen, und uns somit einerseits – aufgrund des Abstands, in dem die Stühle zueinander stehen – separieren und auf eine gewisse Distanz halten und uns andererseits durch eine typische Sitzanordnung sozial zusammenschließen. Das Stuhlsitzen stellt damit „eine äußere Haltung im Raum“ dar.

Die Omnipräsenz des Sitzens führt Eickhoff auf einen „gesellschaftlichen Sitzzwang“ zurück. Er betont, dass Kinder von der Gesellschaft in ihrem Bewegungsdrang gebremst werden. Dabei sollen Kinder ihre bewegten Aktivitäten am Fußboden durch „unbewegte(s) Verharren (mit dem Gesäßboden) auf dem Stuhl“ ersetzen. Kindern wird also möglichst früh und ausgiebig das (Still-)Sitzen gelehrt, um aus dem Menschen ein „verstuhltes Wesen“ zu machen.

Für Eickhoff stellt das Stuhlsitzen darüber hinaus eine Art „innere Beruhigung“ dar, wobei der Stuhl als das Mittel fungiert, das den Menschen ruhigstellt. Dabei spricht Eickhoff von einem „Prozess der Beruhigung und Sedierung“, der einerseits schöpferische Arbeit ermöglicht, andererseits zu einer Haltung der Gleichgültigkeit beiträgt.

- Das Schulwesen ermöglicht den Kindern das mühsame Erlernen des langen Stillsitzens mit dem Ziel, aus jedem Kind ein Stuhlwesen zu machen.
- Je mehr Sitzfleisch wir während Schul- und Ausbildungszeit an den Tag legen, desto höher sind unsere Chancen auf besondere Stühle im weiteren Berufsleben.
- Die Rolle, die das Sitzen in unserem Alltag spielt, spiegelt sich auch in unserem Sprachgebrauch wider. So gibt es eine Vielzahl an Begriffen und Redewendungen, die das Sitzen, den Sitz oder den Stuhl aufgreifen.
- Auch in Philosophie, Kunst, Musik und Sport wird das Sitzen in verschiedenster Hinsicht und aus unterschiedlicher Perspektive dargestellt und praktiziert.
- In unserer Gesellschaft spielt das Sitzen eine so zentrale Rolle, dass von einer Kultur des Sitzens gesprochen werden kann.

Wir sitzen … und sitzen … und sitzen

Vielleicht sitzen Sie gerade in der Bahn oder zu Hause auf dem Sofa und lesen dieses Buch. Bevor Sie weiterlesen, halten Sie einmal kurz inne und überlegen Sie, wo und wie lange Sie heute schon gesessen haben.

Unabhängig davon, auf wie viel Sitzzeit Sie insgesamt kommen, werden Sie merken, dass wir bei ziemlich vielen Gelegenheiten zum Sitzen kommen. Anders gesagt: wir sitzen … und sitzen …

… und sitzen immer und überall

Haben Sie sich schon einmal gefragt, was Sitzen am Abend mit Sitzen am Wochenende gemeinsam hat und ob sich beides vom Sitzen an Wochentagen unterscheidet?

Bei vielen Menschen ist das Sitzen an Wochentagen durch langes und häufig ununterbrochenes Sitzen am Arbeitsplatz gekennzeichnet. Lang kann in diesem Fall sechs bis sieben Stunden oder gar noch mehr bedeuten. Auch der Weg von und zur Arbeit ist bei Berufspendlern häufig mit einer nicht zu vernachlässigenden Zeit des Sitzens verbunden. Freizeit-Sitzen am Abend oder am Wochenende findet gehäuft in Form von Vor-dem-Fernseher-Sitzen oder Am-Computer-Sitzen statt. Auch dabei passiert es schnell, dass man an die zwei bis drei Stunden sitzt.

Eine gängige Einteilung des Sitzens erfolgt in der Regel anhand der folgenden Bereiche: Sitzen am Arbeitsplatz, Sitzen in der Freizeit und Sitzen bei Transportwegen.

Aber was genau meinen wir eigentlich, wenn wir von „Sitzen" sprechen? Geht es um die Haltung, die wir beim Sitzen einnehmen? Also darum, dass wir uns häufig selbst oder auch andere dabei ertappen, dass wir nicht gerade in optimaler Haltung dasitzen? Nein, die richtige Sitzhaltung wird zwar später in diesem Buch auch noch kurz ein Thema sein, aber im Grunde geht es um einen anderen Aspekt des Sitzens – sozusagen um das Sitzen an sich.

Wenn Wissenschaftler von Sitzen sprechen, dann verwenden sie dafür in aller Regel den Terminus *sedentary behaviour,* was im Deutschen gemeinhin mit *sedentärem (sitzendem) Verhalten* übersetzt wird. Es geht also nicht primär um die Haltung beim Sitzen, sondern vielmehr um das Sitzen als Tätigkeit. Was aber genau ist eine sitzende Tätigkeit? Auch hierfür haben sich Experten eine genaue Definition einfallen lassen, die eigentlich ganz einfach zu verstehen – und leider auch ebenso leicht zu erfüllen ist.

Damit es sich um eine sitzende Tätigkeit handelt, müssen folgende drei Kriterien erfüllt werden:

1. Man sitzt,
2. ist wach,
3. und verbraucht nur wenig Energie*

---

* Der Energieverbrauch einer Aktivität wird in metabolischen Äquivalenten (englisch metabolic equivalent – MET) angegeben.

Quiz: Welche der nachfolgenden Aktivitäten erfüllen die drei Kriterien und sind per definitionem sitzende Tätigkeiten?

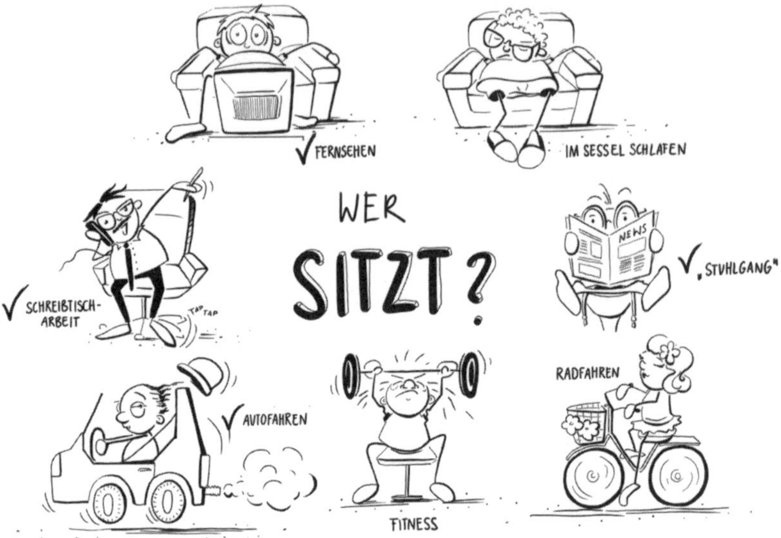

Das heißt wiederum, dass Schlafen (weder sitzend im Wohnzimmersessel noch auf dem Sofa oder im Bett liegend) ebenso wie Fahrradfahren oder Hanteltraining (im Sitzen) nicht die Definition einer sitzenden Tätigkeit erfüllen.

Ist Zeitunglesen schlecht für meine Gesundheit?

Nun werden vor Ihrem geistigen Auge vermutlich einige Bilder auftauchen. Vielleicht stellen Sie sich dabei auch eine der folgenden Fragen:

Bekommt der Lotossitz beim Yoga nun doch einen Negativstempel verpasst? Schließlich erfüllt er ja alle drei Kriterien einer sitzenden Tätigkeit? Wie hoch ist wohl der Energieverbrauch beim konzentrierten Klavierspiel? Ebenso mag es sich bei dem ein oder anderen auch beim Autofahren nicht so anfühlen, als wäre die Tätigkeit des Gaspedaldrückens mit nur wenig Energieverbrauch verbunden.

Hier sehen Sie eine Liste an alltäglichen Tätigkeiten. Überlegen Sie doch einmal, welche dieser Tätigkeiten Sie üblicherweise sitzend ausführen, und kreuzen Sie an:

Tätigkeit	**Sitzend**	**Nicht sitzend**
Essen	☐	☐
Kaffee trinken	☐	☐
Arbeitsweg	☐	☐
Transportwege im Alltag	☐	☐
Arbeit	☐	☐
Schreibtätigkeiten	☐	☐
Computertätigkeiten	☐	☐
Sitzungen	☐	☐
Telefonieren	☐	☐
Textnachrichten schreiben	☐	☐
Fernsehen	☐	☐
Zeitung / Buch lesen	☐	☐
Kreuzworträtseln	☐	☐
Musik / Radio hören	☐	☐
Klavier spielen	☐	☐
Meditieren	☐	☐
Nähen / Stricken	☐	☐
Zeichnen	☐	☐
Rauchen	☐	☐
Ein Bad nehmen	☐	☐
Maniküre / Pediküre	☐	☐
Urinieren / Defäkieren	☐	☐
Küssen	☐	☐
Spiele spielen (Computerspiele, Brett- / Kartenspiele)	☐	☐
Besuch eines Gottesdienstes	☐	☐
Theater-, Konzert-, Kinobesuch	☐	☐

Sie haben die meisten Kreuzchen in der Spalte „sitzend“ gemacht? Keine Angst! Sitzen bzw. sitzende Tätigkeiten dürfen nicht über einen Kamm geschert werden. Das würde nämlich bedeuten, dass das Lesen dieses Buches ebenso wie der Besuch der Toilette und die tägliche Zeitungslektüre schädlich für Ihre Gesundheit ist. Im Kapitel „Wo man auch nicht unbedingt sitzen muss“ wollen wir das Sitzen bei diesen Aktivitäten noch einmal überdenken. Hier sei nur erwähnt, dass sowohl die Anstrengung, die manch einen bei der Erledigung seines Geschäftes auf der Toilette plagt, ebenso wie das Lesen reißerischer Überschriften in der Tageszeitung möglicherweise zu einer kurzzeitigen Erhöhung Ihres Blutdruckes führen und damit tatsächlich Ihre Gesundheit gefährden könnten.

Aber nun im Ernst: Was Sie an dieser Liste erkennen können, ist, dass wir viele oder gar einen Großteil aller Aufgaben, die wir im Alltag erledigen, sitzend ausführen bzw. ausführen können. Von der tagtäglichen Nahrungsaufnahme über Kreuzworträtseln, Knutschen, Konzertbesuche zu den üblichen Schreibtisch- und Computertätigkeiten können eine ganze Reihe an Aufgaben und Aktivitäten in Sitzhaltung erledigt werden. Ganz zu schweigen von der entspannten Fortbewegung im Sitzen, sei es in Auto, Bus, Bahn oder Flugzeug.

Dass aber eben nicht jede einzelne dieser sitzenden Tätigkeiten per se schlecht für unsere Gesundheit ist, steht außer Frage. Vielmehr geht es um die Dauer des ununterbrochenen Sitzens sowie um die Summe aller sitzenden Tätigkeiten.

Über Sitzmesser und andere Gerätschaften, die das Sitzen messen

Während die meisten von uns in aller Regel einfach sitzen, zerbrechen sich eine Reihe von Wissenschaftlern auf der ganzen Welt den Kopf darüber, wie man das Sitzen am besten messen kann. Ganz einfach, denken Sie. Entweder man sitzt oder man sitzt eben nicht. Im Prinzip haben Sie recht. Anhand von Fragebögen kann erhoben werden, wie viel Zeit eine Person pro Tag mit sitzenden Tätigkeiten verbringt. Der Haken an Fragebögen ist, dass sie sehr subjektiv beantwortet werden. Der Vorteil wiederum besteht darin, dass Fragebögen als Sitzmesser im Rahmen von Studien einfach und kostengünstig verwendet werden können.

Sehen Sie sich einmal folgende Beispiele von Fragen an:

Beispiel 1: Wie viele Stunden verbringen Sie pro Woche mit Fernsehen?
- ☐ Weniger als eine Stunde
- ☐ Eine bis drei Stunden
- ☐ Mehr als drei Stunden

Beispiel 2: Verbringen Sie pro Tag mehr als fünf Stunden mit sitzenden Tätigkeiten am Arbeitsplatz?
- ☐ Ja
- ☐ Nein

Beispiel 3: Bitte tragen Sie hier die Anzahl der Stunden ein, die Sie pro Tag mit folgenden Tätigkeiten verbringen:

Autofahren:	____ Stunden pro Tag
Fernsehen:	____ Stunden pro Tag
Sitzen am Arbeitsplatz:	____ Stunden pro Tag

Diese Art von Fragen hat den Vorteil, dass sie leicht und schnell zu beantworten sind. Allerdings haben Sie vielleicht beim Beantworten selbst schon gemerkt, dass jede Frage nur einen sehr groben Überblick über unser Sitzverhalten gibt. Unser Sitzverhalten wird also nicht adäquat und umfassend erfragt, und wir werden aufgrund der Antwort, die wir geben, in eine Schublade gesteckt. Zum Beispiel in die Schublade „Vielsitzer" – und das nur, weil wir in Beispiel 1 ehrlicherweise angegeben haben, dass wir mehr als drei Stunden pro Woche mit Fernsehen verbringen. Dabei wurden wir noch nicht einmal gefragt, ob wir vielleicht nur dann fernsehen, wenn wir im Fitnessstudio auf dem Laufband verbrauchte Kalorien und Kilometer sammeln, oder der neu angeschaffte Hometrainer beim Fernsehen noch hoch motiviert genutzt wird.

Natürlich gibt es auch ausführlichere Fragebögen, die ein detaillierteres Bild über das Sitzverhalten des Befragten abgeben. Dennoch ist auch hier der Haken, dass es immer noch vom Ermessen bzw. auch vom Erinnerungsvermögen des Befragten abhängt, wie genau die Angaben sind. Und dadurch, dass Sitzen häufig ganz unbewusst geschieht, kann es schnell passieren, dass man sich beim Ausfüllen eines noch so detaillierten Fragebogens gar nicht mehr genau daran erinnern kann, wann, wo und wie lange man im Laufe der letzten Woche gesessen hat. Und das wiederum führt zu einer Datenungenauigkeit, die die Ergebnisse wissenschaftlicher Auswertungen in eine falsche Richtung lenken können.

Neben Fragebögen als Sitzmesser gibt es noch eine Reihe an Gerätschaften, die messen können, wer wann wie und wie viel gesessen hat. Tragbare elektronische Kleingeräte, die mit ausgefeilten elektronischen Sensoren ausgestattet sind, können Bewegungen in verschiedenen Ebenen ebenso erfassen wie physiologische Parameter und Umgebungsinformationen, die dann wiederum gespeichert und auf Computer übertragen werden können. So gibt es beispielsweise ein schlaues Gerät, das Sitzen von Stehen und Gehen unterscheiden kann. Dummerweise wird der Sensor so am Körper angebracht, dass es für das Gerät keinen Unterschied macht, ob man sitzt oder liegt. Zum Glück ist es mithilfe noch modernerer Techniken gelungen, auch diesen Unterschied herauszufinden und somit zu erfassen, ob die untersuchte Person 15 Stunden am Tag sitzt oder davon vielleicht doch sieben Stunden in ihrem Bett liegt und schläft. Kombiniert man diese Sensoren mit kleinen Kameras, die einen sozusagen auf Schritt und Tritt begleiten und festhalten, wo, wann und wie lange man sich setzt, kann das Sitzverhalten recht detailliert erfasst werden. In Zukunft werden auch Smartphone-Apps eine wesentliche Rolle bei der Messung und Erfassung des Sitzens spielen. Diese würden auch die technischen Entwicklungen berücksichtigen, die sich in Form von Smartphones, Tablets und anderen bildschirmbasierten Geräten ohnehin stark auf das Sitzverhalten insbesondere der jüngeren Generationen auswirken.

Nun haben wir gesehen, dass Sitzen in sehr vielen Situationen und bei einer ganzen Reihe von Alltagstätigkeiten möglich ist. Stellt sich also die Frage: Warum sitzen wir eigentlich bei jeder nächstbesten Gelegenheit?

Was lässt uns sitzen?

Um das viele Sitzen erfolgreich zu reduzieren bzw. zu unterbrechen, müssen wir uns zuerst einmal bewusstmachen, welche Faktoren überhaupt dazu führen, dass wir so viel Zeit mit Sitzen verbringen.

Sitzen wir aus Gewohnheit? Oder weil unsere Umwelt/Umgebung so aus- bzw. eingerichtet ist, dass wir gar nicht anders können als zu sitzen? Vielleicht auch aus sozialen Gepflogenheiten? Welche Rolle spielt unsere eigene Motivation oder, anders gesagt: unser innerer Schweinehund?

Warum versuchen wir eigentlich, bei jeder Gelegenheit einen freien Sitzplatz zu ergattern? Warum würden wir uns wundern, wenn in unserem Büro kein Stuhl stünde? Oder wenn das neue Kino in der Stadt nicht bestuhlt wäre? Wie wohl fühlen wir uns in einem Warteraum, in dem alle Sitzplätze besetzt sind und wir als einzige Person stehen müssen?

Über die Gewohnheit zu sitzen
Wir modernen Menschen versuchen vieles von dem, was unseren Alltag und unser Leben betrifft, möglichst gut zu planen. Wir planen, wann wir morgens aufstehen und wie wir in die Arbeit kommen. Wir überlegen uns, an welchem Abend wir am besten joggen gehen können. Wir machen uns Gedanken, wie wir am Wochenende zu Freunden oder in den Ferien am besten in den Urlaub kommen können.

Es gibt aber auch vieles in unserem Leben, was wir nicht planen. Dazu gehört beispielsweise das Sitzen. Mit einigen wenigen Ausnahmen, wie beispielsweise, dass wir uns aktiv darum kümmern, Sitzplätze zu reservieren, wenn wir mit Bahn, Bus oder Flugzeug verreisen wollen (und da lassen wir es uns sogar was kosten). Im Allgemeinen planen wir jedoch nicht, uns zu setzen, denn Sitzen ist eine Gewohnheit. Und die Gewohnheit, sich zu setzen, wird gefördert durch unsere Umgebung. Durch unser soziales Umfeld einerseits und durch die physische Umwelt andererseits.

Auch die Entscheidung, sich zu setzen, wird selten bewusst getroffen. Meistens läuft der Prozess von „Wir nehmen eine freie Sitzmöglichkeit wahr" bis „Wir sitzen" so schnell und vor allem unterbewusst ab, dass wir uns darüber keinerlei Gedanken machen. Höchstens wenn man in der U-Bahn mal wieder nicht schnell genug war und jemand anderes den letzten freien Sitzplatz eine Sekunde früher ergattert hat, wird uns bewusst, dass wir uns gerne setzen wollten.

Um Gewohnheiten zu ändern, müssen wir uns zuerst einmal dessen bewusst werden, dass wir einem bestimmten Verhalten aus reiner Gewohnheit nachgehen. Wenn das Sitzen in der Regel aber ein unbewusstes Verhalten ist, gibt es zwei Möglichkeiten, dieses zu ändern. Zum einen müssten wir es schaffen, uns bewusst zu machen, dass wir schon wieder viel zu lange sitzen. Vielleicht hat die bisherige Lektüre dieses Buches schon ein wenig dazu beigetragen Ihnen bewusst zu machen, wie viel Zeit das Sitzen im Alltag der meisten Menschen beansprucht. Zum anderen – und das würde deutlich weniger persönlichen Aufwand bedeuten – könnte unsere Umwelt uns dabei helfen, uns nicht unbewusst sitzen zu lassen. Mehr dazu später.

Folgende Tabelle zeigt, dass sich sitzende Tätigkeiten von körperlicher bzw. sportlicher Aktivität in aller Regel nicht nur durch die unbewusste oder bewusste Entscheidung dafür unterscheiden, sondern auch in ihrer Dauer und der notwendigen Planung sowie darin, wie aufwendig die Planung der Tätigkeit oder Aktivität ist.

	Sitzende Tätigkeit	**Körperliche Aktivität mittlerer bis hoher Intensität / Sport**
Dauer	häufig lang	meist kurz
Bewusstes Planen	nicht notwendig	notwendig
Aufwendig	nein	ja
Entscheidung	unbewusst	bewusst

Viele von uns gewohnheitsmäßigen Sitzern gehören darüber hinaus der Gruppe der leidenschaftlichen Sitzer an (oder: Sitzer aus Leidenschaft). Während es für den einen ein leidenschaftliches Ritual darstellt, die Zeitung bei einer Tasse Cappuccino im eher ungemütlichen Metallstuhl des italienischen Cafés um die Ecke zu lesen, kommt ein anderer seiner Leidenschaft zum Sitzen so oft wie möglich zu Hause im Sessel nach. Wieder ein anderer wählt leidenschaftlich gerne den sportlichen Autositzbezug für den neuen Wagen. Sicherlich gibt es viele Situationen, in denen wir nicht einfach nur sitzen, sondern dies sogar leidenschaftlich gerne tun.

Bitte nehmen Sie Platz!
Ein Satz, den bestimmt erst kürzlich jemand zu Ihnen gesagt hat. Oder umgekehrt: Sie haben damit jemanden gebeten, sich zu Ihnen zu setzen. *Bitte nehmen Sie Platz* ist eine höfliche Aufforderung, sich zu setzen, die in vielen Situationen verwendet wird. Wenn wir in bestimmten Situationen nicht gebeten werden würden, Platz zu nehmen, nähmen wir das vermutlich als unhöflich, unaufmerksam oder zumindest befremdlich wahr. Wenn gar jemand zu uns sagen würde: *Bitte bleiben Sie stehen!*, würden wir wahrscheinlich am liebsten kehrtmachen und gehen. Sitzen muss daher auch aus der Perspektive des sozialen Verhaltens und der Kultur der Gesellschaft betrachtet werden, in der wir leben. Gemäß Hajo Eickhoff haben wir in unserer sitzenden Gesellschaft nämlich nicht nur die Pflicht zu sitzen, wie zum Beispiel in der Schule, sondern auch das Recht darauf.

Sitzen gibt Sicherheit
Ob wir nun unbewusst aus Gewohnheit oder bewusst und mit viel, wenig oder ohne Leidenschaft sitzen, ist eine Sache. Eine andere Sache ist das Gefühl von Sicherheit, das das Sitzen auf jeglicher Form von Sitzgelegenheiten vermittelt. Stellen Sie sich vor, Sie betreten das Wartezimmer eines Arztes oder die Wartehalle einer Behörde und finden keinen freien Sitzplatz mehr. Manch einen mag in dieser Situation der Impuls packen, schnell wieder kehrtzumachen und zu einem späteren Zeitpunkt wiederzukommen. Ist man aber auf einen Termin angewiesen, bleibt wohl keine andere Möglichkeit, als dazubleiben und zumindest vorerst mit Stehen Vorlieb zu nehmen. Wer diese Situation kennt, der kennt vielleicht auch das Gefühl des Beobachtet-Werdens, das man als einzig Nichtsitzender empfinden mag. Oder zumindest ein allgemeines Unwohlsein. Die meisten von uns würden daher wohl die nächstbeste Möglichkeit, einen

freien Sitzplatz zu ergattern, nicht ungenutzt lassen. Warum? In aller Regel nicht unbedingt, weil wir schon den ganzen Tag auf den Beinen sind und uns endlich mal setzen wollen. Sondern vielmehr deshalb, weil wir uns weitaus wohler fühlen, wenn wir – wie alle anderen auch – Platz nehmen können. Sitzen vermittelt uns in solchen Situationen eine Art Geborgenheit oder Sicherheit. Sich setzen beruhigt.

Sitzplätze, so weit das Auge reicht

Egal, wo Sie sich gerade befinden, werfen Sie einmal einen Blick in den Raum. Wie viele Sitzgelegenheiten können Sie auf Anhieb erkennen? Eine mit Sicherheit – vielleicht sogar mehrere.

In aller Regel ist unsere Umgebung mit einer ganzen Reihe an Sitzgelegenheiten ausgestattet, die es uns fast unmöglich machen, sie nicht wahrzunehmen bzw. uns nicht darauf niederzulassen. Dass beispielsweise Bus oder Bahn nur mit einer geringen Anzahl an Sitzplätzen ausgestattet sind, tolerieren wir nur auf dem kurzen Transportweg vom Flughafengate zum Flugzeug. Wenn jedoch die städtische U-Bahn keine Sitzplätze mehr hätte, wären wir vermutlich ziemlich perplex – auch wenn uns das wiederum den Kampf um einen freien Platz ersparen würde.

Auch war bereits die Rede von Klassenzimmern, Hörsälen, Theater- und Konzertsälen, Kinos, Sportarenen und Wartesälen – was wären diese ohne Bestuhlung?

Natürlich soll das nicht heißen, dass sämtliche Sitzgelegenheiten abgeschafft werden sollen. Aber es wird durchaus deutlich, dass neben dem Erlernen des Sitzens in der Schule sowie der über Jahre gelebten Gewohnheit, sich so gut wie immer und überall zu setzen, die Umgebung, in der wir leben, stark dazu beiträgt, dass wir uns auch wirklich an jeder Ecke setzen können.

Wie viel Zeit wir mit Sitzen verbringen

Nun haben wir schon so einiges über das Sitzen erfahren. Einer weiteren wesentlichen Frage haben wir uns aber noch nicht gewidmet: Wie viel Zeit verbringen wir denn überhaupt mit Sitzen?

Über das Sitzen im Kindes- und Jugendalter

Ein neugeborenes Kind kann bekanntermaßen weder laufen noch sitzen. In den folgenden 18 Monaten seiner kindlichen Entwicklung erlernt es – neben einer Vielzahl an weiteren Fähigkeiten – verschiedene Fortbewegungstechniken, darunter das Laufen, aber auch das Sitzen. Dennoch verbringen Kleinkinder (zumindest auf Eigeninitiative) relativ wenig Zeit mit Sitzen – es sei denn, sie werden zum Sitzen gebracht.

Leider ist die Datenlage zum Sitzen bei Kleinkindern bis dato wenig zufriedenstellend. Bisher hat keine Studie die Zeit erhoben, die Kinder in Kinderwägen, Buggys, Anhängern, Kistenfahrrädern, Fahrrad- oder Autositzen und anderen Vorrichtungen verbringen, die darauf ausgelegt sind, dass die Kinder darin eins tun: sitzen.

Über ältere Kinder und Jugendliche weiß man hingegen schon deutlich mehr. So verbringen Kinder im Alter von zwei bis sechs Jahren durchschnittlich viereinhalb Stunden pro Tag mit Sitzen. Jugendliche im Alter von zwölf bis 18 Jahren verbringen wiederum durchschnittlich neun Stunden am Tag mit Sitzen.

Man muss kein Wissenschaftler sein, um aus diesen beiden Aussagen eine logische Schlussfolgerung zu ziehen. Offensichtlich – und auch anhand von vielen Studien belegt – verbringen Kleinkinder deutlich weniger Zeit mit sitzenden Tätigkeiten als ältere Kinder und Jugendliche. Zunehmendes Alter stellt im Kindes- und Jugendalter also einen Risikofaktor für mehr Sitzen dar.

Neben dem Alter spielen auch weitere Faktoren wie Geschlecht und sozioökonomischer Status eine Rolle. Geschlechterspezifische Unterschiede zeigen beispielsweise, dass Jungen mehr Zeit mit Sitzen bei Bildschirmaktivitäten verbringen als Mädchen. Mädchen hingegen sitzen häufiger bei anderen Aktivitäten wie beispielsweise Lesen. Darüber hinaus verbringen Kinder, deren Eltern einen höheren sozioökonomischen Status oder ein hohes Bildungsniveau haben, nicht so viel Zeit (sitzend) vor dem Fernseher.

Zusätzlich zu den Faktoren Alter, Geschlecht und sozioökonomischer Status spielen bei Kindern und Jugendlichen psychosoziale Aspekte eine Rolle. Während Kinder und Jugendliche mit einem hohen Selbstwertgefühl weniger Zeit mit Sitzen bei Bildschirmaktivitäten verbringen, sitzen Kinder und Jugendliche mit einem geringen Selbstwertgefühl deutlich mehr Zeit vor dem Fernseher und anderen Bildschirmmedien.

Folgender Zusammenhang mag vielleicht im ersten Moment etwas überraschend klingen, aber es konnte gezeigt werden, dass Kinder und Jugendliche, die mehr schlafen, weniger sitzen. Umgekehrt wird eine verkürzte Schlafdauer häufig mit Sitzen kompensiert.

Etwas weniger überraschend ist wohl die Tatsache, dass Kinder und Jugendliche, die körperlich aktiver sind, weniger Zeit mit sitzenden Aktivitäten verbringen.

Dass auch Umwelt und Umgebung einen Einfluss auf das Sitzverhalten von Kindern und Jugendlichen haben, ist nachvollziehbar. Eine hohe Dichte an Spielplätzen trägt somit zu mehr körperlicher Aktivität und einer verringerten Sitzzeit bei Kindern und Jugendlichen bei. Umgekehrt verhält es sich, wenn sich Kinder und Jugendliche in der Gegend, in der sie wohnen, nicht sicher fühlen.

Wichtiger jedoch als die Spielplatzdichte in der Wohngegend und anderen äußeren Faktoren ist die Vorbildfunktion der Eltern in den eigenen vier Wänden. Wie viel Zeit verbringen die Eltern mit Fernsehen, Internetgebrauch und anderen sitzenden Aktivitäten? Erlauben Eltern einen Fernseher im Kinderzimmer? Verbringen die Eltern jede freie Minute zu Hause auf dem Sofa? Solche Faktoren beeinflussen das Sitzverhalten der Kinder in nicht zu unterschätzendem Maße.

Über das Sitzen im Erwachsenenalter

Nun wollen wir einmal das Sitzen bei Erwachsenen unter die Lupe nehmen. Wenn Sie einen Tipp abgeben dürften, mit welcher der folgenden Antworten würden Sie den Satz „Der durchschnittliche Erwachsene sitzt etwa … Stunden pro Tag" ergänzen?

Antwort A: drei
Antwort B: fünf
Antwort C: acht

Wenn Sie Antwort A gewählt haben, gehören Sie zu den Optimisten. Drei Stunden sitzen nämlich nur diejenigen unter uns, die wirklich wenig sitzen. Und das sind wiederum die wenigsten.

Wenn Sie Antwort B gewählt haben, liegen Sie ebenso richtig, wie wenn Sie Antwort C gewählt haben. Wie das? Wenn Befragte ihre tägliche Sitzdauer mithilfe von Fragebögen (s.o.) angeben sollen, ergibt sich eine durchschnittliche Sitzdauer von gut fünf Stunden pro Tag. Werden diese Selbstangaben durch objektive Messmethoden ersetzt, so beträgt die durchschnittliche Sitzdauer plötzlich acht Stunden pro Tag. Daraus könnte man also schlussfolgern, dass wir zum Untertreiben neigen, wenn wir unsere tägliche Sitzzeit selbst angeben sollen – oder dass der Fragebogen schlichtweg nicht optimal war. Kombiniert man sämtliche

Angaben zur täglichen Sitzzeit – unabhängig davon, wie sie erhoben wurden –, kommt man immer noch auf gut sechs Stunden Sitzen pro Tag. Das wiederum macht ein Viertel eines ganzen Tages aus. Angenommen, wir sind am Tag etwa 16 Stunden wach, dann verbringen wir davon sogar mehr als ein Drittel der Zeit im Sitzen. Klingt eigentlich ganz gemütlich, oder?

Wie ist es möglich, dass wir jeden Tag in etwa sechs Stunden mit Sitzen verbringen? Das ist ganz einfach. Wenn Sie sich einen „normalen“ Wochentag vorstellen, womit verbringen Sie dann die meiste Zeit des Tages? Bei vielen von uns wird die Antwort darauf lauten: mit der Arbeit. Wenn Ihr Arbeitsplatz nun einen der vielen typischen Büroarbeitsplätze darstellt, gehören Sie vielleicht zu der Gruppe von Menschen, die schon allein berufsbedingt viel oder überwiegend sitzen. Möglicherweise legen Sie Ihren Arbeitsweg in aller Regel mit dem Auto oder öffentlichen Verkehrsmitteln zurück und kommen auch dabei nicht ums Sitzen herum. Und, mal ganz ehrlich, ist es nicht einfach gemütlich, den Abend ganz in Ruhe mit Lesen oder Fernsehen auf dem Sofa zu verbringen? So kommt es, dass die meiste Zeit, die mit sitzenden Tätigkeiten verbracht wird, einem der drei folgenden Bereiche zugeordnet werden kann:

- Arbeit
- Freizeit
- Transport

Was das Sitzen bei der Arbeit anbelangt, so haben die technischen Fortschritte in der jüngsten Geschichte dazu beigetragen, dass heutzutage viele Menschen ihre Berufe überwiegend im Sitzen ausführen. So kommt es, dass die mittlere Sitzdauer bei Berufstätigen rund vier Stunden pro Tag beträgt – also in etwa die Hälfte ihrer täglichen Arbeitszeit.

Aber wir haben ja auch noch ein Leben außerhalb der Arbeit. Studien zufolge kommen wir im Mittel auf gut zwei Stunden tägliches Freizeitsitzen. Allerdings werden diese zwei Stunden nur anhand der täglichen Fernsehzeit bemessen. Es ist also durchaus möglich, dass wir in unserer Freizeit sogar noch etwas länger sitzen.

Am schlechtesten ist die Datenlage zum Sitzen in Transportmitteln. In einer Stichprobe von Berufstätigen in Frankreich betrug die mittlere Sitzdauer in Transportmitteln gut

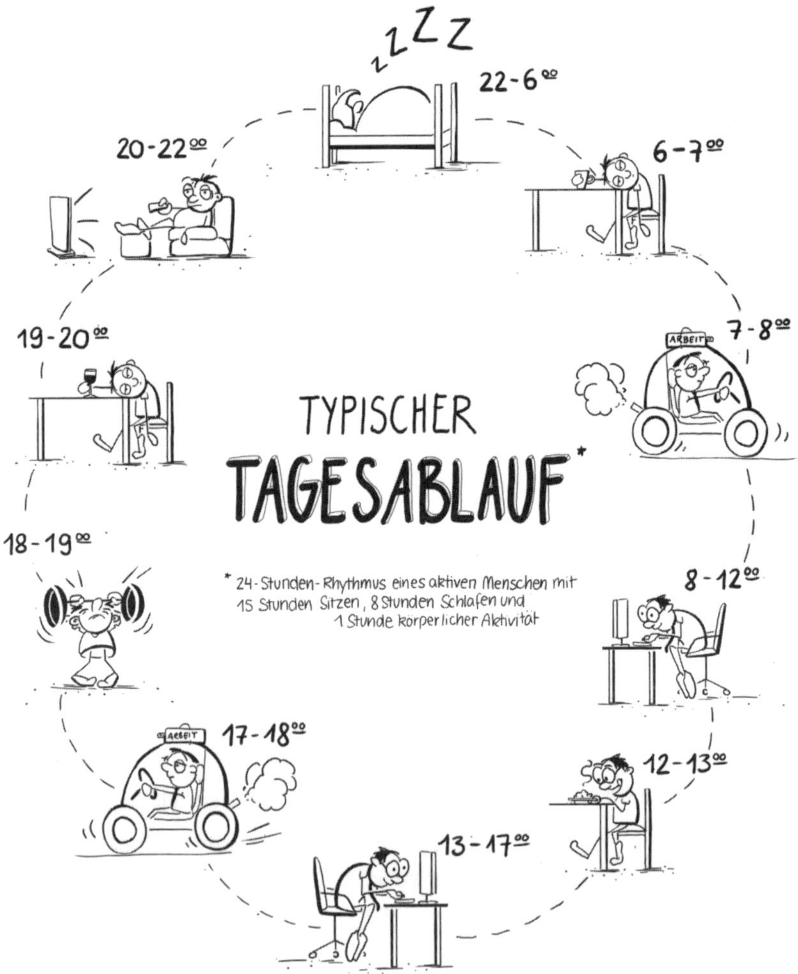

eine Stunde pro Tag. Dabei spielen natürlich Faktoren wie Städteplanung eine maßgebliche Rolle. In Australien verbringen rund 60 Prozent der Menschen knapp eineinhalb Stunden pro Tag mit der Fahrt in die Arbeit und zurück. Und auch hierzulande kann der ein oder andere Berufspendler sicherlich ein Lied von stundenlangem Sitzen im Auto singen.

Sitzen bis zum Schluss

Eine schon allein zahlenmäßig nicht zu vernachlässigende Bevölkerungsgruppe stellt die Gruppe der älteren Menschen, d.h. der über 60-Jährigen, dar. Während der Anteil der älteren Bevölkerung in Deutschland im Jahr 1950 noch 15 Prozent betragen hat, wird er im Jahr 2030 auf über 35 Prozent ansteigen. Demzufolge wird etwa jeder dritte Bundesbürger in naher Zukunft 60 Jahre und älter sein. Es lohnt sich also auch, das Sitzverhalten dieser Gruppe etwas genauer zu betrachten. Hierbei scheint sich einer der Vorteile des Älterwerdens, nämlich dass wieder mehr Zeit zur Verfügung steht, auch auf das Sitzen auszuwirken. So verbringt fast jeder Fünfte der über 60-Jährigen täglich achteinhalb Stunden mit sitzenden Tätigkeiten. US-amerikanische und kanadische Daten zeigen sogar eine durchschnittliche tägliche Sitzdauer von achteinhalb bzw. zehn Stunden bei über 60-Jährigen.

Ob aufgrund von einem Plus an Freizeit oder aber aufgrund von verminderter Mobilität und körperlichen Einschränkungen durch Krankheit, verbringen ältere Menschen viel Zeit mit Fernsehen und Lesen im Sitzen. Insbesondere Rentner oder durch Krankheit stark beeinträchtigte ältere Menschen sind sehr sitzanfällig. Hierbei spielen vor allem chronische Herz- oder Lungenerkrankungen, aber auch Übergewicht eine wesentliche Rolle. Ältere Menschen, die ohnehin wenig körperlich aktiv sind, verbringen mehr Zeit mit sitzenden Tätigkeiten. Ebenso sitzen ältere Menschen, die ihre eigene Gesundheit als schlecht einschätzen, sowie geschiedene oder verwitwete ältere Menschen und solche, die sich keiner Gemeinschaft zugehörig fühlen, besonders lange. Zu guter Letzt verbringen insbesondere ältere Menschen, die in Pflegeheimen leben, überdurchschnittlich viel Zeit im Sitzen.

Über Sitzen in Deutschland, Sidde in Dänemark und Sentarse in Spanien

Oder anders gesagt: Unterscheidet sich das Sitzverhalten der Deutschen von dem der Dänen und der Spanier? Wohl kaum, könnte man meinen. Die Ergebnisse einer großen Eurobarometer-Umfrage, in der knapp 30 000 Europäer anhand eines Fragebogens ihre alltägliche Sitzzeit schätzen sollten (weniger als 1 Stunde pro Tag; 1–1.5 Stunden; 1.5–2.5 Stunden; …; 7.5–8.5 Stunden; mehr als 8.5 Stunden), ergaben sehr wohl Unterschiede zwischen einzelnen europäischen Ländern, was die Sitzdauer anbelangt. Insgesamt zeigte sich, dass knapp 20 Prozent der Befragten, also jeder Fünfte, mehr als siebeneinhalb Stunden pro Tag mit Sitzen verbringen. Deutschland liegt dabei ganz gut im Mittelfeld – auch hier gab fast jeder fünfte Befragte an, mehr als siebeneinhalb Stunden pro Tag zu sitzen (s. Tabelle). Ganz anders sieht es bei den befragten Niederländern und Dänen aus. Hier gab schon jeder Dritte an, mit mehr als siebeneinhalb Stunden Sitzzeit pro Tag zur Gruppe der Vielsitzer zu gehören. In Tschechien und Schweden ist den Ergebnissen zufolge jeder Vierte ein Vielsitzer. Deutlich weniger Vielsitzer gibt es in Ländern wie Italien, Irland, Portugal und Spanien. Hier gibt nur jeder Zehnte an, mehr als siebeneinhalb Stunden pro Tag mit sitzenden Tätigkeiten zu verbringen.

Land	Prozent*	Land	Prozent*
Niederlande	32,1%	Italien	11,0%
Dänemark	31,7%	Irland	10,4%
Tschechien	26,5%	Portugal	10,0%
Schweden	24,2%	Spanien	8,9%
Deutschland	19,0%		

Innerhalb Europas verbringen also die Nordeuropäer (mit Ausnahme von Irland) deutlich mehr Zeit mit Sitzen als die Südeuropäer. Warum das so ist, darüber kann derzeit nur spekuliert werden. Vielleicht spielen tatsächliche Faktoren wie beispielsweise wärmeres Klima, niedrigeres Einkommen und kulturelle Unterschiede zwischen den Ländern im Süden Europas und denen im Norden eine Rolle. Genauso ist es möglich, dass die soziale Erwünschtheit, was das Thema Sitzen anbelangt, in einigen Ländern bewusster in die Beantwortung der Fragen eingegangen ist als in anderen. Oder anders gesagt, vielleicht ist die Neigung zum Untertreiben bei den Südländern in diesem Fall stärker ausgeprägt. Es muss jedoch auch darauf hingewiesen werden, dass die Nordeuropäer gleichzeitig als deutlich aktiver gelten, was sportliche Aktivitäten in der Freizeit anbelangt.

Im Hinblick auf das Sitzverhalten der Europäer im zeitlichen Verlauf scheint die Häufigkeit von Vielsitzern über einen Zeitraum von elf Jahren seit 2002 etwas abgenommen zu haben, wobei immer noch fast jeder Fünfte mehr als siebeneinhalb Stunden pro Tag sitzt. Diese Werte beruhen jedoch auf Selbstangaben der Teilnehmer, und wie wir bereits gesehen haben, liegen die angegebenen Werte häufig unter den durch objektive Messmethoden erhobenen Werten.

---

* Prozentualer Anteil der Befragten, der mehr als 7.5 Stunden pro Tag sitzt.

Auch wenn wir einen Blick auf die globale Verbreitung des Sitzverhaltens werfen, gibt es durchaus deutliche Unterschiede zwischen einzelnen Ländern. Menschen in Taiwan, Hong Kong, Saudi-Arabien und Japan verbringen beispielsweise deutlich mehr Zeit mit Sitzen als Menschen in Portugal, Brasilien, Kolumbien, Indien und China.

Was Manager und Studenten gemeinsam haben?
Und Über das Risiko eines Büroangestellten

Häufig ist es so, dass gesundheitliche Risikofaktoren wie etwa Rauchen oder Übergewicht in einer Gesellschaft nicht gleich verteilt sind. So ist das Rauchen in Deutschland beispielsweise sowohl im Jugend- als auch im Erwachsenenalter in sozial benachteiligten Gruppen am stärksten verbreitet. Ebenso sind Menschen mit niedrigerem sozioökonomischem Status – also Arbeitslose, Menschen mit geringer Bildung oder niedrigem Berufsstatus sowie Personen mit einem Einkommen unterhalb der Armutsgrenze – häufiger übergewichtig oder stark übergewichtig (adipös) als Menschen mit einem hohen sozioökonomischen Status.

Beim Sitzen verhält es sich jedoch genau andersrum. Menschen mit höherem sozioökonomischem Status ebenso wie Menschen mit höherem Bildungsniveau haben, was die tägliche Sitzzeit anbelangt, schlechte Karten. So kommt es, dass Berufstätige die höchsten Sitzzeiten aufweisen, wobei Männer wiederum mehr sitzen als Frauen.

Nun werden Sie schon ahnen, dass Manager und Studenten nicht etwa den Finanzstatus ihres Kontos gemeinsam haben, sondern die Zeit, die sie täglich mit Sitzen verbringen. So gaben bei der Eurobarometer-Umfrage im Jahr 2013 rund 30 Prozent der befragten Studenten an, täglich mehr als siebeneinhalb Stunden zu sitzen. Dies entspricht wiederum dem Anteil der befragten Manager, die in die Vielsitzer-Gruppe fielen. Dass nur 2,5 Prozent der befragten

Landwirte und 9 Prozent der Arbeiter in die Gruppe der Vielsitzer fielen, überrascht wohl kaum.

Da ja nun nicht alle von uns den Gruppen der Manager bzw. der Studenten angehören, möchten wir noch auf eine Gruppe von Berufstätigen eingehen, die vielen von uns sehr bekannt ist, nämlich den Büroangestellten. Im englischsprachigen Raum wird der Büroangestellte gemeinhin als white-collar worker bezeichnet, was so viel bedeutet wie Arbeiter mit weißem Kragen. Ob Büroangestellte einen weißen Kragen tragen oder nicht, sei dahingestellt. Vielmehr verbindet sie ihr gemeinsames Risiko, mehr als siebeneinhalb Stunden täglich zu sitzen. Im Vergleich zu Arbeitern mit einer manuellen Tätigkeit ist das Risiko der Büroangestellten, der Vielsitzer-Gruppe (mit mehr als siebeneinhalb Stunden sitzen pro Tag) anzugehören, damit fünfmal so hoch. Apropos, die Zahl der Büroarbeitsplätze wird in Deutschland derzeit auf knapp 18 Millionen geschätzt.

Eine ebenfalls – im Hinblick auf langes Sitzen – nicht zu unterschätzende Gruppe stellen die verschiedenen Berufsgruppen der „Fahrer" dar. Denken Sie einmal an all die Menschen, die den Transport von Personen und Gütern ermöglichen. So sind in Deutschland rund eine halbe Million Berufskraftfahrer gemeldet, die tagtäglich viele Stunden mit häufig ununterbrochenem Sitzen verbringen. Darüber hinaus sind etwa 50 000 Taxis in Deutschland – häufig rund um die Uhr – im Einsatz. Nicht zu vergessen auch die Fahrer von Bussen und anderen Transportmitteln des öffentlichen Nah- bzw. Fernverkehrs sowie Fahrlehrer. Wir werden später noch darauf eingehen, dass es mitunter den Busfahrern der 1950er-Jahre in London zu verdanken ist, dass den Themen Bewegung und Sitzen in der Forschung überhaupt mehr Beachtung geschenkt wurde.

Natürlich gibt es auch Faktoren, die die Wahrscheinlichkeit senken, zu den Vielsitzern zu zählen. Dazu gehört es beispielsweise, mindestens drei Kinder im Haushalt zu haben (im Vergleich zu keinen Kindern), in einer ländlichen Gegend oder auf dem Dorf zu wohnen (im Vergleich zu einer großen Stadt), oder körperlich sehr aktiv zu sein.

Im Gegensatz dazu sind ein täglicher Internetgebrauch ebenso wie eine geringe Lebenszufriedenheit, finanzielle Unsicherheit und Arbeitslosigkeit mit einer höheren Wahrscheinlichkeit verbunden, viel zu sitzen. Umgekehrt zu dem eben beschriebenen Zusammenhang zwischen höherem sozioökonomischem bzw. Bildungsstatus und Sitzzeit am Arbeitsplatz sieht es beim häuslichen Freizeitsitzen aus. Hier haben Personen mit niedrigerem sozioökomischem Status und niedrigerem Bildungsniveau sowie ältere Menschen deutlich mehr Ausdauer, was das Sitzen anbelangt.

Ist zu viel Sitzen nicht das gleiche wie zu wenig Bewegung?
Unklarheiten gibt es überall. So auch bei der wissenschaftlichen Verwendung des Konzepts „Sitzen". Auf der einen Seite wird darunter die sitzende Tätigkeit – wie sie weiter oben definiert wurde – als eigenes Konzept verstanden. Und zwar ganz unabhängig davon, wie aktiv ein Mensch in der Zeit ist, in der er nicht einer sitzenden Tätigkeit nachgeht. Auf der anderen Seite werden Menschen in Studien teilweise der „sitzenden Gruppe" zugeordnet, nur weil sie die festgelegten Bewegungsempfehlungen nicht erreichen.

Stellen Sie sich vor, Sie arbeiten als Verkäuferin oder Verkäufer in einer Bäckerei – sind also die meiste Zeit des Tages auf den Beinen –, sind aber weniger als eine halbe Stunde pro Tag körperlich so aktiv, dass Sie ins Schwitzen geraten … schon werden Sie im Rahmen einer Studie der Gruppe der „Sitzenden" zugeordnet und fänden das vermutlich ziemlich ungerecht. Aus dem einfachen Grund, dass hier nicht genau zwischen wenig körperlicher Aktivität und Sitzen unterschieden wird. Und so schnell werden dann zwei verschiedene Konzepte, nämlich ein Mangel an körperlicher Aktivität einerseits und (zu viel) Sitzen andererseits, über einen Kamm geschert.

Nun versetzen Sie sich in die Lage des „klassischen" Büroangestellten, der einem Vollzeitjob nachgeht, der überwiegend im Sitzen stattfindet, unterbrochen vielleicht von dem einen oder anderen Gang zur Toilette und zur Kantine. Würden Sie diesen der „sitzenden" Gruppe zuordnen? Vermutlich ja. Und wie fiele Ihre Entscheidung aus, wenn der fleißige Büroangestellte seinen zehn Kilometer langen Arbeitsweg täglich mit dem Rad zurücklegt oder zwei bis drei Mal pro Woche abends noch ein Workout im Fitnessstudio einlegt? Das ist nämlich genau der Knackpunkt: Es ist durchaus möglich und daher ebenso weit verbreitet, dass Menschen einen großen Teil des Tages mit sitzenden Tätigkeiten (in der Schule, am Arbeitsplatz, in Transportmitteln) verbringen und somit eindeutig der Kategorie „Vielsitzer" zugeordnet werden können. Dennoch können sie auch gleichzeitig der Kategorie „körperlich bzw. sportlich aktiv" zugeordnet werden, wenn sie beispielsweise in ihrer Freizeit sportlichen Aktivitäten nachgehen.

Folgende Abbildung gibt einen Überblick über die individuell verschiedenen Bewegungs- und Sitzmuster, die jeder Mensch aufweisen kann. Diese sind in der Regel nicht jeden Tag und zu jeder Jahreszeit gleich verteilt. Aber für einige allgemeine Überlegungen mag es hilfreich sein, sich einem der folgenden Sitztypen einerseits und einem Bewegungstyp andererseits zuzuordnen.

Wie Sie sehen können, gibt es einige verschiedene Möglichkeiten, die unterschiedlichen Sitz- und Bewegungstypen zu kombinieren. Dabei ist die Kombination des Dauersitzers, der sich sowohl am Arbeitsplatz als auch in der Freizeit möglichst wenig bewegt, im Hinblick auf unsere Gesundheit die ungünstigste.

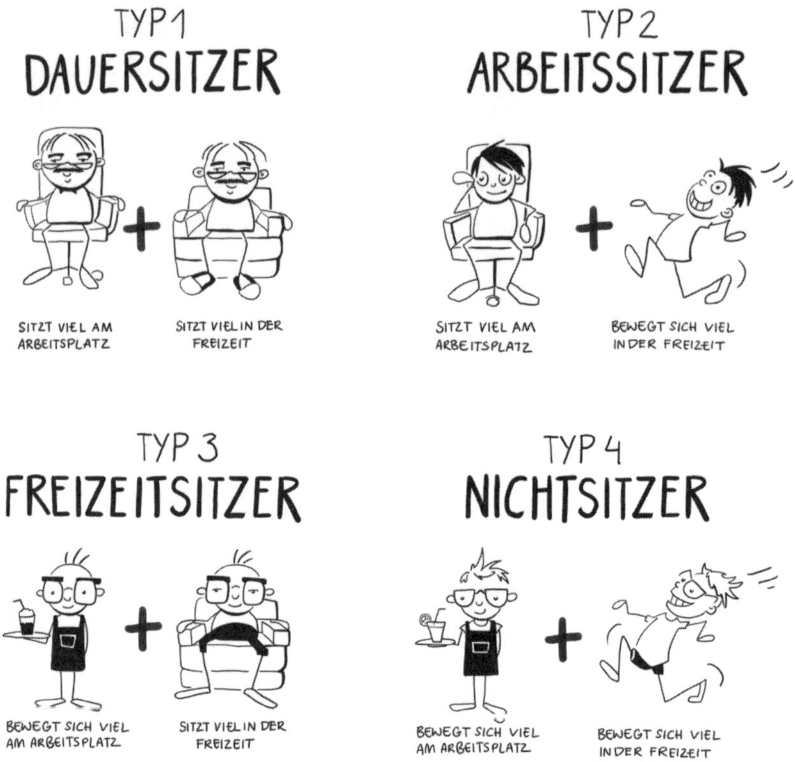
TYP 1
DAUERSITZER
SITZT VIEL AM ARBEITSPLATZ
SITZT VIEL IN DER FREIZEIT
TYP 2
ARBEITSSITZER
SITZT VIEL AM ARBEITSPLATZ
BEWEGT SICH VIEL IN DER FREIZEIT
TYP 3
FREIZEITSITZER
BEWEGT SICH VIEL AM ARBEITSPLATZ
SITZT VIEL IN DER FREIZEIT
TYP 4
NICHTSITZER
BEWEGT SICH VIEL AM ARBEITSPLATZ
BEWEGT SICH VIEL IN DER FREIZEIT

Sitzempfehlungen

Empfehlungen gibt es allerhand, und natürlich gibt es nicht nur Empfehlungen dazu, wie wir uns ernähren sollen oder wie viel und in welcher Form wir uns bewegen sollen, sondern es gibt auch Empfehlungen, die beinhalten, wie viel Zeit wir maximal mit Sitzen verbringen sollen.

Bereits in den 1980er-Jahren formulierte die Amerikanische Akademie für Kinderheilkunde (American Academy of Pediactrics), eine (indirekte) Empfehlung gegen zu viel Sitzen im Kindesalter. Dabei wurden Kinderärzte dazu aufgerufen, Eltern darüber zu informieren, dass ihre Kinder nicht mehr als ein bis zwei Stunden pro Tag mit Fernsehen verbringen sollen. Später wurde diese Empfehlung auf die allgemeine Medienzeit (nicht nur Fernsehen) ausgeweitet. Außerdem wurde empfohlen, Kinder unter zwei Jahren überhaupt nicht Fernsehen zu lassen. Nun muss darauf hingewiesen werden, dass diese Empfehlungen nicht deshalb formuliert wurden, um Kinder vor den negativen Auswirkungen des langen Sitzens auf ihre Gesundheit zu bewahren – das war zu diesem Zeitpunkt noch nicht im Fokus der Forschung –, sondern um die möglichen negativen Effekte von Fernsehen an sich (wie beispielsweise aggressives Verhalten und Übergewicht) zu verringern.

Mit Beginn des neuen Jahrtausends weckte das Thema Sitzen schließlich zunehmend das Interesse der Wissenschaft. Auf der Basis einer wachsenden Anzahl an Studien und daraus resultierenden Ergebnissen wurden die ersten Empfehlungen, die sich gezielt gegen zu viel Sitzen aussprachen, formuliert. Vorreiter waren hierbei die Kanadier und die Australier, die konkrete Empfehlungen für das Sitzverhalten unterschiedlicher Altersgruppen veröffentlichten.

In Deutschland wurden Empfehlungen zum Sitzen erstmals in den im Jahr 2016 neu erschienenen „Nationalen Empfehlungen für Bewegung und Bewegungsförderung" formuliert. Je nach Altersgruppe gelten dabei folgende Empfehlungen:

1. Empfehlungen für Kinder und Jugendliche
   1.1 Säuglinge und Kleinkinder (0–3 Jahre) sollten so wenig wie möglich an ihrem natürlichen Bewegungsdrang gehindert werden.
   1.2 Sitzende Tätigkeiten und Nutzung von Bildschirmmedien (Fernseher, Computer/Tablet, Smartphone etc.):
   Vermeidbare Sitzzeiten sollten auf ein Minimum reduziert werden. Neben (motorisiertem) Transport, z.B. in Babyschale oder Kindersitz, oder unnötig im Haus verbrachten Zeiten betrifft dies insbesondere

die Reduktion des Bildschirmmedienkonsums auf ein Minimum:

- Säuglinge und Kleinkinder (0–3 Jahre): 0 Minuten
- Kindergartenkinder (4–6 Jahre): so wenig wie möglich, maximal 30 Minuten / Tag
- Grundschulkinder (6–11 Jahre): so wenig wie möglich, maximal 60 Minuten / Tag
- Jugendliche (12–18 Jahre): so wenig wie möglich, maximal 120 Minuten / Tag

2. Empfehlungen für Erwachsene und ältere Erwachsene:
   - Erwachsene sollten lange, ununterbrochene Sitzphasen meiden und nach Möglichkeit das Sitzen regelmäßig mit körperlicher Aktivität unterbrechen.

So, da stehen sie nun, die Empfehlungen zum Sitzen bei allen Altersgruppen. Aber was machen wir damit? Zuerst einmal stellt sich die Frage, was genau die Empfehlungen bedeuten. Denn abgesehen davon, dass sie zwar sehr spezifische Angaben zum maximalen täglichen Bildschirmmedienkonsum im Kindes- und Jugendalter beinhalten, sind die Empfehlungen eher weit gefasst. Je jünger das Kind, desto weniger bzw. gar keine Zeit soll es sitzend mit Bildschirmmedien wie Fernsehen bzw. Computer/Tablet, Smartphone etc. verbringen. Die konkreten Zeitangaben enden jedoch abrupt mit Eintritt ins Erwachsenenalter. Alle über 18-Jährigen sollen also lange, ununterbrochene Sitzphasen meiden und das Sitzen nach Möglichkeit regelmäßig mit körperlicher Aktivität unterbrechen. Nun ist es aber sehr relativ, ab welcher Dauer man von langen, ununterbrochenen Sitzphasen spricht. Ist die einstündige Fahrt jeden Morgen zur Arbeit mit dem Auto oder öffentlichen Verkehrsmitteln lang? Oder das Sitzen auf dem Sofa während eines zweistündigen Spielfilms? Oder ist eine Sitzphase erst dann lang, wenn sie länger als vier Stunden anhält – während der Arbeit beispielsweise? Und was bedeutet „nach Möglichkeit regelmäßig mit körperlicher Aktivität unterbrechen“? Dass sich beim Autofahren in aller Regel nicht die Möglichkeit bietet, aufzustehen und ein bisschen herumzulaufen, ist klar. Beim Fernsehen wiederum lässt es sich durchaus einrichten, während jeder Werbepause in die Küche zu laufen und die Schüssel mit Nüssen aufzufüllen – das ist ja schließlich auch körperliche Aktivität, noch dazu regelmäßig. Oder soll es bedeuten, dass wir während der Arbeit alle zehn Minuten aufspringen, um Kniebeugen, Liegestützen und ein paar Sit-Ups zu machen?

Sie sehen, dass diese Empfehlungen viel Raum für Interpretation und interindividuelle Umsetzung erlauben. Etwas konkreter zeigen wir Ihnen in den Kapiteln 3 und 4 dieses Buches, was es bedeutet, lange und ununterbrochene Sitzphasen zu meiden und wie wir diese am besten unterbrechen können.

Eines aber ist klar: Zu viel und ununterbrochenes Sitzen ist nicht gut für unsere Gesundheit! Und ebenso wie ein Mehr an körperlicher Bewegung unsere Gesundheit schützen und fördern kann, kann ein Weniger an Sitzen dies auch! Warum zu viel und ununterbrochenes Sitzen schädlich für unsere Gesundheit sein kann, sehen wir uns im nächsten Kapitel an.

- Unter einer sitzenden Tätigkeit wird eine Tätigkeit verstanden, bei der man sitzt, wach ist und einen geringen Energieverbrauch hat.
- Die drei Hauptbereiche des Sitzens im Erwachsenenalter sind Arbeit, Freizeit und Transport.
- Während Kleinkinder durchschnittlich viereinhalb Stunden pro Tag mit Sitzen verbringen, sitzen Jugendliche durchschnittlich neun Stunden pro Tag.
- Erwachsene bringen es im Schnitt auf sechs Stunden Sitzzeit pro Tag; ältere Erwachsene auf noch mehr.
- Unabhängig davon, wie viel Zeit eine Person täglich mit bzw. in Bewegung verbringt, kann die tägliche Sitzdauer unterschiedlich hoch sein.
- Den Empfehlungen zufolge sollen Kinder und Jugendliche bestimmte Maximalwerte für tägliches Sitzen beim Fernsehen oder sonstigen Bildschirmmedienkonsum nicht überschreiten.
- Erwachsenen wird empfohlen, lange und ununterbrochene Sitzphasen zu meiden und regelmäßig mit körperlicher Aktivität zu unterbrechen.

2

Was passiert beim Sitzen mit und in unserem Körper?

Dass viele von uns tagtäglich und in den verschiedensten Situationen einiges an Zeit absitzen, haben wir im vorigen Kapitel gesehen. Wer sich nun dessen bewusst geworden ist, wie viel Zeit man unnötigerweise mit sitzenden Tätigkeiten aller Art verbringt, der möchte natürlich schnellstmöglich wissen, was man dagegen unternehmen kann. Sämtliche Tipps und Tricks, wie Sie das Sitzen in den unterschiedlichsten Bereichen häufiger unterbrechen oder gar reduzieren können, finden Sie in Kapitel 3. Wer aber verstehen möchte, wie und warum sich das Sitzen nachteilig auf unsere Gesundheit auswirkt, oder wer Zweifel daran hat, ob und warum es sich überhaupt lohnt, weniger zu sitzen und dadurch ein gewisses Maß an Bequemlichkeit aufzugeben, der sollte zunächst dieses Kapitel lesen, in dem wir Ihnen verständlich machen möchten, zu welchen physiologischen Veränderungen das – unphysiologisch – viele Sitzen beim Menschen führt und wie es sich dadurch auf die Entstehung von Krankheiten auswirken kann.

Gemeinhin wird das Sitzen als Solches nicht als eine besonders gefährliche oder gesundheitsgefährdende Tätigkeit eingeschätzt – wenngleich Unfälle aller Art nicht ausgeschlossen sind: Kleinkinder können aus dem Hochstuhl fallen, größere Kinder können beim Kippeln samt Stuhl umstürzen, Verkehrsunfälle können den im Autositz Sitzenden ebenso treffen wie den im Fahrradanhänger Sitzenden, und auch der Schleudersitz ist eine nicht ganz ungefährliche Art des Sitzens. Aber das sind eben nur Ausnahmen, die dem Sitzen in den seltensten Fällen einen gefährlichen Beigeschmack verleihen. Und doch sitzen wir auf einer tickenden Zeitbombe!

Fragt man nach möglichen gesundheitlichen Beeinträchtigungen durch das Sitzen, so kommen den meisten Menschen zunächst Rückenbeschwerden in den Sinn. Rückenschmerzen werden wohl am häufigsten mit langem Sitzen in Verbindung gebracht. Darauf werden wir später auch noch genauer eingehen. Hätten Sie aber gedacht, dass das viele Sitzen auch Ihr Risiko für Erkrankungen des Herz-Kreislauf-Systems, für Diabetes und für einige Krebserkrankungen erhöht – und damit Ihre Gesundheit tatsächlich gefährden kann?

Wir möchten Ihnen im Folgenden den aktuellen Stand der Forschung zu diesem Thema verständlich machen und erklären, wie und warum übermäßiges Sitzen Ihre Gesundheit gefährdet.

Moment einmal, werden Sie vielleicht sagen, was ist denn eigentlich mit den guten Seiten des Sitzens? Wirkt sich das Pausieren auf einer Bank im Grünen nach einem langen Spaziergang denn nicht positiv auf Körper und Geist aus? Auch überkommt uns doch ein Gefühl von Erholung, wenn wir uns ein Weilchen in einem Café niederlassen und die Zeitung durchblättern oder mit Freunden reden, oder? Und was gibt es Entspannenderes, als nach dem Sport die Füße hochzulegen? Es fallen Ihnen sicherlich noch viele weitere Situationen ein, in denen wir das Gefühl haben, dass uns (oder auch unseren Kindern) das Sitzen gut tut. Und so ist es auch! Sitzen trägt zur Erholung des Körpers bei und ist daher in kurzen Intervallen, insbesondere nach Anstrengung, durchaus zu empfehlen. Allerdings reichen dafür bereits einige Minuten aus, und in aller Regel sind wir spätestens nach einer halben Stunde erholt genug, dass wir uns wieder in Bewegung setzen können. Denn – und nun wollen wir wieder auf die schlechten Seiten des Sitzens zurückkommen –

Sitzen – und zwar ganz egal auf welchem Stuhl und (überwiegend) unabhängig von der dabei ausgeführten Tätigkeit – ist unter anderem durch einen niedrigen Energieverbrauch charakterisiert. Das ist naheliegend, denn bekanntermaßen wird bei jeglicher körperlicher Aktivität egal welcher Intensität, also von Staubsaugen über Spazierengehen bis hin zu sportlichem Schwimmen, mehr Energie verbraucht, als wenn man schlichtweg herumsitzt. Langandauerndes Sitzen hat darüber hinaus Auswirkungen auf eine Vielzahl von physiologischen Prozessen im menschlichen Körper. So werden der Zucker- und Fettstoffwechsel ebenso wie der Blutfluss und die Gefäßfunktion, aber auch die Appetitregulation nachteilig beeinflusst, entzündliche Prozesse werden gefördert, und die Muskelaktivität geht nahezu gegen null.

Nun aber der Reihe nach. Betrachten wir zunächst genauer, wie sich das Sitzen auf verschiedene Prozesse in unserem Körper auswirkt und dadurch wiederum zur Entstehung einer Vielzahl von Erkrankungen beiträgt. Sie werden überrascht sein, dass dabei eine ganze Reihe an Volkskrankheiten auftauchen – die weit über den Gedanken Sitzen-verursacht-vor-allem-Rückenschmerzen hinausgehen.

Diabetes mellitus: Über langes Sitzen und süßes Blut

Dass eine ungesunde Ernährung ebenso wie Übergewicht zur Entstehung des im Volksmund auch als „Zuckerkrankheit" bezeichneten Diabetes mellitus beitragen, ist Vielen bekannt. Dass sich aber auch langes und ununterbrochenes Sitzen ungünstig auf den Zuckerstoffwechsel in unserem Körper auswirkt und damit die Entstehung von Diabetes mellitus begünstigen kann, ist vermutlich den meisten Langzeitsitzern nicht bewusst.

Um zu verstehen, wie und warum sich langes Sitzen auf den Zuckerstoffwechsel – und somit auf die Entstehung von Diabetes mellitus – auswirkt, müssen wir zunächst einmal die Rolle von Glukose und Insulin genauer unter die Lupe nehmen. Glukose gehört zu den Kohlenhydraten und wird dem Körper entweder durch Nahrung zugeführt oder kann vom Organismus aus anderen Stoffwechselprodukten auch selbst hergestellt werden. Glukose im Blut wird als Blutzucker bezeichnet. Normalerweise liegt der Blutzuckerwert beim Gesunden nüchtern bei <100mg/dl. Liegt der Nüchtern-Blutzuckerwert zwischen 100mg/dl und 125mg/dl, spricht man von abnormal erhöhten Nüchternglukose-Werten, die bei dauerhaft oder gehäuftem Auftreten auf Diabetes mellitus hinweisen können. Nüchternglukose-Werte von >126mg/dl stellen bereits ein Diagnosekriterium des Diabetes mellitus dar.

Insulin, ein in der Bauchspeicheldrüse gebildetes Hormon, kann den Blutzuckerspiegel senken. Das tut es, indem es der Glukose den Weg aus dem Blut in die Zellen (vor allem in Fett- und Muskelzellen) ermöglicht. Die Ausschüttung von Insulin aus der Bauchspeicheldrüse wird wiederum vor allem durch einen Anstieg der Blutglukosekonzentration stimuliert. Nehmen wir Glukose mit der Nahrung auf, führt dies zu einem deutlichen Anstieg der Blutglukosekonzentration und im Zuge dessen zur Ausschüttung von Insulin, damit die Glukose aus dem Blut zeitnah in die Zellen aufgenommen werden und dort als Energielieferant für verschiedene Zellprozesse zur Verfügung stehen kann.

Wenn wir es uns nach der Nahrungsaufnahme gemütlich machen und uns bequem niederlassen, führt dies zu einer veränderten metabolischen Reaktion, die dadurch gekennzeichnet ist, dass der mit der Nahrung aufgenommene Zucker nicht mehr so schnell aus den Blutgefäßen in das Zellinnere aufgenommen werden kann. Die Folge: Glukose staut sich im Blut an, und der Blutzuckerspiegel steigt. Der Körper versucht nun, den erhöhten Blutzuckerspiegel durch eine entsprechend höhere Ausschüttung von Insulin auszugleichen.

Ein erhöhter Insulinspiegel führt jedoch auf Dauer dazu, dass sich die Zellen taub stellen und nicht mehr so bereitwillig auf Insulin ansprechen. Das nennen wir Insulinresistenz, und die ist der Ausgangspunkt für einen Diabetes mellitus Typ II. Hierbei gerät der Stoffwechsel letztendlich in einen Teufelskreis, bei dem er einerseits immer größere Mengen an Insulin ausschüttet, um den Blutzuckerspiegel zu senken, und andererseits die Zellen immer weniger auf Insulin ansprechen. Selbst größere Mengen Insulin reichen dann irgendwann nicht mehr aus, um die Glukose ins Zellinnere zu befördern. Der Blutzuckerspiegel ist dann dauerhaft erhöht.

Verschiedene Studien haben gezeigt, dass sich die Unterbrechung langen Sitzens durch Bewegung geringer Intensität wie beispielsweise ruhige Spaziergänge nach dem Essen vorteilhaft auf das Blutzucker-Insulin-Profil auswirken, dass also die Glukosewerte schneller wieder sinken und nicht so viel Insulin benötigt wird. Bereits kurze Unterbrechungen des Sitzens mit einer Dauer von weniger als fünf Minuten, in denen leichte Aktivitäten wie Gehen ausgeführt wurden, zeigten sowohl bei gesunden und körperlich aktiven als auch bei übergewichtigen Personen eine positive Wirkung auf das Blutzucker-Insulin-Profil. Auch die Unterbrechung durch Stehen alleine wirkte sich in Studien positiv auf das Blutzucker-Insulin-Profil aus, insbesondere bei Büroangestellten und übergewichtigen Personen.

Sitzen hat also bereits beim Gesunden einen erheblichen Einfluss auf den Zuckerstoffwechsel, und die Unterbrechung des Sitzens wiederum trägt zu einer Verbesserung des Glukosestoffwechsels sowie zu einem verbesserten Ansprechen der Zellen gegenüber Insulin bei.

Diabetes mellitus ist eine durch erhöhte Blutzuckerkonzentrationen gekennzeichnete chronische Stoffwechselerkrankung. Dem Diabetes liegt ein absoluter (Diabetes mellitus Typ I) oder relativer (Diabetes mellitus Typ II) Mangel an Insulin zugrunde. In diesem Kapitel werden wir uns mit dem weitaus häufigeren Diabetes mellitus Typ II beschäftigen, bei dem die Insulinkonzentration im Blut häufig sogar erhöht ist, aber aufgrund einer Unempfindlichkeit der Zielorgane gegenüber Insulin von einem relativen Insulinmangel gesprochen wird. Langfristig führen die bei einem unzureichend behandelten oder unentdeckten Diabetes dauerhaft erhöhten Blutzuckerkonzentrationen zu Schädigungen der Blutgefäße und der peripheren Nerven und damit zu zahlreichen und mitunter schwerwiegenden Folgeerkrankungen. So steigt das Risiko für Herz-Kreislauf-Erkrankungen, Nierenfunktionsstörungen, Schädigungen der Netzhaut des Auges sowie für Sensibilitäts- und Durchblutungsstörungen an Füßen und Beinen.

In Deutschland gehört Diabetes mellitus sowohl bei Frauen als auch bei Männern zu den zehn häufigsten Todesursachen. Bei rund 7 Prozent der erwachsenen Bevölkerung in Deutschland besteht ein bekannter Diabetes mellitus – das entspricht wiederum rund 4,6 Millionen Menschen. Bei weiteren 2 Prozent der Erwachsenen besteht ein unerkannter (nicht diagnostizierter) Diabetes mellitus. In den vergangenen 20 Jahren ist die Häufigkeit von Diabeteserkrankungen gestiegen, wobei etwa ein Drittel davon auf die demografische Alterung zurückzuführen ist. Aufgrund der weiteren demografischen Entwicklung ist davon auszugehen, dass in den folgenden Jahren und Jahrzehnten immer mehr Menschen mit der Erkrankung Diabetes und ihren Folgeerscheinungen leben werden.

Nun ist Diabetes nicht nur für die von der Erkrankung betroffenen Personen eine Belastung, sondern stellt auch für das Gesundheitssystem eine finanzielle Herausforderung dar. Die Behandlung und Versorgung von Personen mit Diabetes mellitus kosten das deutsche Gesundheitssystem rund 48 Milliarden Euro pro Jahr. Damit liegen die Kosten für die

Gesundheitsversorgung von an Diabetes mellitus erkrankten Personen im Vergleich zu Personen ohne Diabetes rund 1,8 Mal so hoch. Zusätzlich fallen Kosten durch Arbeitsunfähigkeit und Frühberentung an.

Zu den Risikofaktoren, die zur Entstehung von Diabetes beitragen, gehören neben einer genetischen Veranlagung, wie bereits erwähnt, eine ungünstige Ernährungsweise, Übergewicht, aber auch Bewegungsmangel – und ein sitzender Lebensstil. Das sind wiederum vier Faktoren, die wir selbst – relativ einfach, kostengünstig und ad hoc – beeinflussen können.

Personen, die sehr viel Zeit mit sitzenden Tätigkeiten verbringen, haben – im Vergleich zu Personen, die eher wenig Zeit im Sitzen verbringen – ein um ca. 90 Prozent (bis 112 Prozent) erhöhtes Risiko, an Diabetes mellitus Typ II zu erkranken. Was die Fernsehzeiten im Sitzen anbelangt, ist die Datenlage besonders eindeutig: Pro zwei Stunden, die täglich mit Fernsehen verbracht werden, steigt das Risiko für einen Diabetes mellitus Typ II um 20 Prozent – natürlich immer unter der Annahme, dass die Fernsehzeit im Sitzen verbracht wird.

Insbesondere bei Menschen mit einem hohen Risiko für Diabetes mellitus Typ II konnte gezeigt werden, dass 30 Minuten leichte körperliche Aktivität – anstelle von Sitzen – die Insulinsensitivität, also die Empfindlichkeit der Zellen gegenüber Insulin, erhöhen. Darüber hinaus wirkt sich vor allem die häufige Unterbrechung des Sitzens vorteilhaft auf die Regulation des Körpergewichts aus – und Übergewicht wiederum ist bei an Diabetes erkrankten Personen eine häufige Begleiterscheinung.

Auch hat eine Gruppe britischer und australischer Forscher untersucht, wie sich Unterbrechungen des langen Sitzens durch kurze Steheinheiten im Vergleich zu Geheinheiten auf die Gesundheit von Frauen mit einem erhöhten

Risiko (u.a. durch Übergewicht) für Diabetes mellitus Typ II auswirken. Die Frauen wurden dem Zufallsprinzip folgend entweder einer Gruppe zugeteilt, die 7,5 Stunden am Stück sitzen musste, oder einer Gruppe, die das Sitzen alle 30 Minuten mit fünf Minuten Stehen oder leichter Bewegung unterbrechen sollte (und somit auf eine gesamte Sitzdauer von 6,5 Stunden kam). Während dieses Zeitraums erhielten alle Frauen gleichermaßen zwei standardisierte Mahlzeiten, und von jeder Teilnehmerin wurden elf Blutproben genommen und analysiert. Die Ergebnisse dieser Studie zeigten, dass sowohl die regelmäßige Unterbrechung des Sitzens durch Stehen als auch durch leichte Bewegung zu einer deutlichen Abnahme der Glukose- und der Insulinspiegel (jeweils um rund 30 Prozent) im Blut führte. Diese Effekte hielten sogar bis zum nächsten Tag an.

Eine weitere Studie, die gesunde junge Menschen untersuchte, kam zu dem Ergebnis, dass es im Hinblick auf den Blutzuckerspiegel nach der Nahrungsaufnahme vorteilhafter ist, langes Sitzen regelmäßig alle 30 Minuten mit kurzen Geheinheiten von einer Dauer von knapp zwei Minuten zu unterbrechen, als mit einem einmaligen halbstündigen Spaziergang.

Wenn auch nicht ganz so konsistent wie bei den Studien, die den Zusammenhang zwischen Sitzunterbrechungen und dem Blutzucker-Insulin-Profil untersucht haben, zeigt sich auch in Studien, die ein Augenmerk auf das Sitzen und den Fettstoffwechsel haben, durchaus eine positive Wirkung von Unterbrechungen des Sitzens. So zeigten einige Studien eine Verringerung der Blutfettwerte (Triglyzeride) durch etwa 30-minütige Geheinheiten. Aber auch kürzere Unterbrechungen des Sitzens durch Gehen führten sowohl bei jungen, gesunden Personen als auch bei Personen mit Diabetes mellitus II zu einer günstigen Wirkung auf den Fettstoffwechsel.

Unter anderem durch den Einfluss langen Sitzens auf den Fett- und Zuckerstoffwechsel steigt das Risiko für das metabolische Syndrom, das sich aus abdomineller Fettleibigkeit, Bluthochdruck, erhöhten Triglyzeriden und einer erhöhten Glukosekonzentration im Blut zusammensetzt. Das metabolische Syndrom spiegelt damit alle Facetten aus der Kombination einer energiereichen Ernährung mit einem bewegungsarmen und sitzintensiven Lebensstil wider und stellt wiederum einen Risikofaktor für die Entstehung eines Diabetes mellitus Typ II sowie für Herz-Kreislauf-Erkrankungen dar. Durch langes Sitzen steigt das Risiko, an einem metabolischen Syndrom zu erkranken – im Vergleich zu wenig Sitzen – um 73 Prozent.

So macht langes Sitzen unser Blut nicht nur süßer (indem es den Blutzuckerspiegel in die Höhe treibt), sondern auch etwas fettiger – und erhöht dadurch das Risiko für die Entstehung von Diabetes mellitus Typ II und Herz-Kreislauf-Erkrankungen.

Klingt paradox, aber Sitzen bedeutet nicht Schonung für Herz und Kreislauf

Haben Sie beim Herumsitzen schon einmal darüber nachgedacht, wie Ihre Blutgefäße auf langandauerndes Sitzen reagieren? Vermutlich nicht, denn im Gegensatz zu Aktivitäten mit körperlicher Anstrengung wie Joggen, Radfahren oder Schwimmen, bei denen wir den Puls, den unser Herz dem Blutfluss verleiht, am ganzen Körper spüren können, sind wir beim Sitzen in einer solch passiven Haltung, dass wir kaum spüren, ob unser Herz überhaupt noch schlägt.

Da langes Sitzen – wie wir gleich sehen werden – das Risiko für Herz-Kreislauf-Erkrankungen erhöht, ist es jedoch ein paar Gedanken wert, den Einfluss des Sitzens auf das Herz-Kreislauf-System zu betrachten. Setzen Sie sich doch einmal ganz gemütlich auf einen Stuhl und denken Sie an die großen Arterien, also die Blutgefäße, die das sauerstoffreiche Blut vom Herzen in die Peripherie transportieren, zum Beispiel die Oberschenkelarterie (Arteria femoralis) oder die Kniekehlarterie (Arteria poplitea). Nun überlegen Sie einmal, wie der Lauf dieser großen Gefäße in Ihrem Körper ist, wenn Sie stehen, liegen oder sitzen. Im Stehen, ebenso wie im Liegen, verlaufen die Arterien ohne Knick ziemlich gerade. Und genauso kann auch das Blut darin ohne große Schwierigkeiten entlangfließen. Wenn wir uns hingegen in einer sitzenden Position befinden, sind sowohl die Arterien, die unsere Oberschenkel mit Blut versorgen, als auch die Arterien, die durch unsere Kniekehlen in die Unterschenkel reichen, abgeknickt. Solche Knicks können innerhalb der Blutgefäße zu turbulenten Blutflüssen führen. Und diese wiederum erhöhen das Risiko für Arterienverkalkung (Arteriosklerose).

Zusätzlich zu diesen Gefäßknicks kommt bei langandauerndem Sitzen erschwerend hinzu, dass die sogenannte Muskelpumpe versagt. In Bewegung tragen nämlich unsere Beinmuskeln durch Kontraktionen dazu bei, dass venöses Blut zurück zum Herzen transportiert wird. Beim Sitzen wiederum ruht unsere Beinmuskulatur – und damit auch ihre Funktion als Muskelpumpe. Natürlich fließt das Blut auch weiterhin zum Herzen zurück, aber eben ohne die Unterstützung dieser Pumpe.

Wenn wir nun schon dabei sind, in unsere Blutgefäße hineinzufühlen, dann können wir relativ leicht nachvollziehen, dass durch langandauerndes Sitzen auch die Gravitationskräfte nicht durchbrochen werden können und allein die Schwerkraft des Blutes (bzw. der hydrostatische Druck) in den Gefäßen der Beine dazu führen kann, dass sich das Blut länger in den venösen Gefäßen aufhält. Dadurch kann es nach einiger Zeit im Sitzen zur Bildung von Ödemen in den Füßen kommen. Dies trifft natürlich auch auf langandauerndes Stehen zu. Daher sollten lange Stehphasen – ebenso wie lange Sitzphasen – am besten mit regelmäßiger Bewegung wie beispielsweise Gehen unterbrochen werden.

Bereits nach einer Sitzdauer von 30 Minuten geht der Blutfluss in Armen und Beinen zurück und nach mehr als dreistündigem Sitzen steigt sogar der Blutdruck in Armen und Beinen an. Des Weiteren kann langes Sitzen zu einer erhöhten Zähflüssigkeit des Blutes führen, die in Kombination mit einer Veränderung des venösen Blutstroms und einem verringerten Rückstrom venösen Blutes zum Herzen die Bildung von Blutgerinnseln in den Beinen begünstigt. Diese wiederum können im schlimmsten Fall zur Entstehung einer tiefen Beinvenenthrombose führen.

Auch gibt es mehrere Untersuchungen, die zeigen konnten, dass langandauerndes Sitzen mit einem niedrigen Knöchel-Arm-Index einhergeht. Der Knöchel-Arm-Index misst das Verhältnis zwischen dem systolischen Blutdruck am Unterschenkel und dem am Oberarm. Dabei gilt ein Quotient von 0,9 bis 1,3 als normal; Werte unter 0,9 weisen auf eine chronische Störung der arteriellen Durchblutung der Gliedmaßen und damit auf ein erhöhtes Risiko einer Herz-Kreislauf-Erkrankung hin. So konnte in einer britischen Studie mit knapp 1000 Männern gezeigt werden, dass jede 30-Minuten-Einheit sitzender Tätigkeit mit einem um 20 Prozent höheren Risiko eines ungünstigen Knöchel-Arm-Indexes verbunden war. Interessante Ergebnisse wurden auch mit der Messung der sogenannten Pulswellengeschwindigkeit erzielt. Die Pulswellengeschwindigkeit stellt ein Maß für die Gefäßsteifigkeit und damit einen wichtigen Indikator für den Gütezustand der Blutgefäße dar. Studienteilnehmer mit der höchsten täglichen Sitzdauer zeigten eine signifikant höhere Gefäßsteifigkeit als die mit der niedrigsten täglichen Sitzdauer. Diese Beobachtung blieb unverändert, wenn das Ausmaß bzw. die Intensität der körperlichen Aktivität der Teilnehmer in die statistischen Berechnungen mit einbezogen wurde. Die Ergebnisse dieser Studien zum Knöchel-Arm-Index und zur Pulswellengeschwindigkeit deuten an, dass sich der durch langandauerndes Sitzen gesetzte chronische Gefäßschaden auch durch einen Ausgleich durch vermehrte körperliche Aktivität später nicht mehr kompensieren lässt. Ob und inwieweit eine durch Dauersitzen bedingte akute Gefäßreaktion zu einer erhöhten Diagnosewahrscheinlichkeit einer Herz-Kreislauf-Erkrankung führt, ist nicht bekannt und wird derzeit in langfristig angelegten prospektiven Studien intensiv erforscht.

Die beiden wichtigsten Erkrankungen des Herz-Kreislauf-Systems sind die koronare Herzkrankheit und der Schlaganfall. Die koronare Herzkrankheit entsteht durch eine zunehmende Einlagerung von Fett in die Gefäßwand der Herzkranzarterien, wodurch es auf Dauer zu einer Einengung der Gefäße und letztendlich zu einer Minderversorgung des Herzmuskelgewebes mit Sauerstoff kommt. Dies kann sich durch verschiedene Symptome bemerkbar machen, wie z.B. Angina pectoris (Brustenge), Herzinfarkt, Herzrhythmusstörungen oder Herzinsuffizienz (Herzschwäche). Der akute Herzinfarkt wird durch den Verschluss eines oder mehrerer Herzkranzgefäße durch ein Blutgerinnsel verursacht und führt ohne sofortige Behandlung zum Absterben des betroffenen Herzmuskelabschnitts. Die wichtigsten Risikofaktoren für die Entwicklung der koronaren Herzkrankheit sind Diabetes, Bluthochdruck, Fettstoffwechselstörungen, Rauchen, körperliches Übergewicht, mangelnde körperliche Aktivität – und ein sitzender Lebensstil.

In Deutschland leiden 6,6 Prozent der Frauen und 9,6 Prozent der Männer an einer koronaren Herzkrankheit, die für 13,3 Prozent aller Todesfälle bei Frauen und 15,6 Prozent aller Todesfälle bei Männern verantwortlich ist. Damit

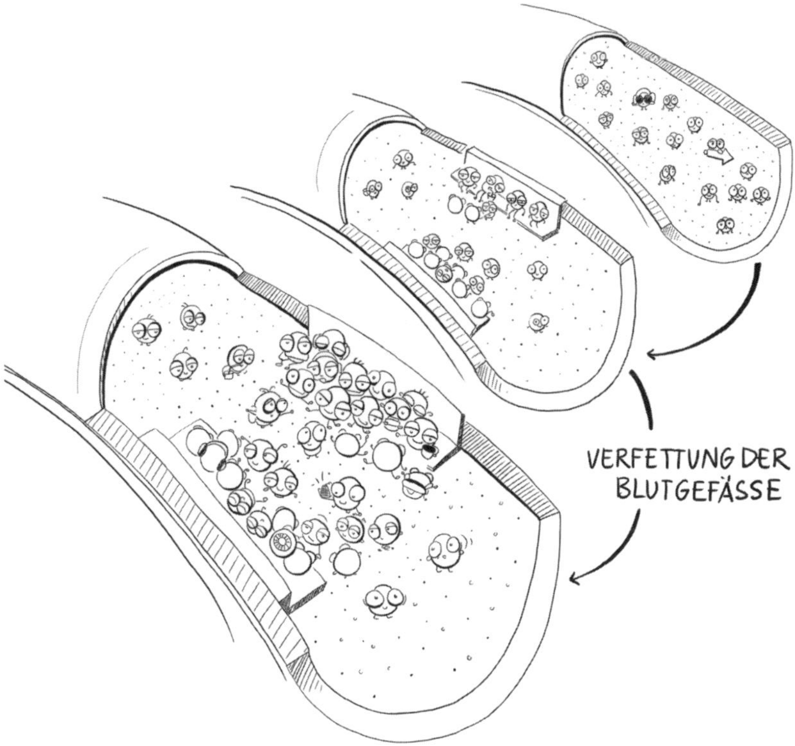

ARTERIOSKLEROSE

stellt die koronare Herzkrankheit die häufigste Todesursache in Deutschland dar.

Beim Schlaganfall kommt es zu einer akuten Schädigung einer bestimmten Hirnregion entweder durch einen Gefäßverschluss (ischämischer Schlaganfall) oder durch eine Hirnblutung (hämorrhagischer Schlaganfall). Der ischämische Schlaganfall stellt mit 80 Prozent der Schlaganfälle die häufigste Form dar und entsteht durch den akuten Verschluss eines Hirngefäßes auf der Grundlage einer Gefäßverengung durch Arteriosklerose oder eines Gefäßverschlusses durch ein Blutgerinnsel aus dem Herzen. Der mit 20 Prozent weniger häufige hämorrhagische Schlaganfall hingegen entsteht durch eine geplatzte kleine Hirnarterie, der eine chronische Gefäßschädigung meist durch einen Bluthochdruck zugrunde liegt. Hauptsymptome des Schlaganfalls sind akute, meist einseitige Gefühlsstörungen von Arm, Bein oder Gesicht sowie Sprachstörungen, Sehstörungen, Gleichgewichtsstörungen und heftige Kopfschmerzen. Wie bei der koronaren Herzkrankheit sind als Risikofaktoren Bluthochdruck, Fettstoffwechselstörungen, Diabetes, Rauchen, Übergewicht, mangelnde körperliche Aktivität und ein sitzender Lebensstil zu nennen. Der Anteil der in Deutschland lebenden Personen, die jemals einen Schlaganfall durchgemacht haben, beträgt 2,5 Prozent. Jährlich versterben 7,4 Prozent aller Frauen und 5,4 Prozent aller Männer an einem Schlaganfall. Damit stellt diese Erkrankung die zweithäufigste Todesursache nach der koronaren Herzkrankheit in unserem Land dar.

Erfreulicherweise sehen wir seit einigen Jahrzehnten in Deutschland einen Rückgang der Neuerkrankungs- als auch der Sterberaten sowohl für die koronare Herzkrankheit als auch für den Schlaganfall. Dies geht auf eine Verringerung der Häufigkeit des Rauchens, eine effektivere Therapie von Bluthochdruck und Fettstoffwechselstörungen sowie eine Optimierung der Akut- und Langzeittherapie dieser Erkrankungen zurück. Andererseits sehen wir derzeit eine Zunahme von Diabetes und Übergewicht in der Bevölkerung, was der sinkenden Häufigkeit der Herz-Kreislauf-Erkrankungen einen höchst unerwünschten Dämpfer versetzen könnte. Auch stellen Herz-Kreislauf-Erkrankungen wegen ihrer Häufigkeit nach wie vor hohe Anforderungen an die Gesundheitsversorgung. So verursachen Herz-Kreislauf-Erkrankungen Kosten von 37 Milliarden Euro pro Jahr und sind somit für knapp 15 Prozent der direkten Krankheitskosten in Deutschland verantwortlich.

Seit vielen Jahrzehnten gilt regelmäßige körperliche Aktivität als ein wichtiger Baustein in der Prävention von Herz-Kreislauf-Erkrankungen. Dass eine Verringerung der Sitzdauer ebenfalls einen günstigen Einfluss auf die Langzeitprophylaxe dieser Erkrankungen haben könnte, hat sich aber erst in jüngerer Zeit herauskristallisiert. So konnte in vielen aktuellen Studien übereinstimmend gezeigt werden, dass eine lange Sitzdauer mit einer Erhöhung der Triglyzeride (Blutfettwerte), einem wichtigen Risikofaktor für die Entwicklung von Herz-Kreislauf-Erkrankungen, einhergeht. Weiterhin belegte eine großangelegte Untersuchung von US-amerikanischen Erwachsenen, dass Sitzpausen mit günstigen Blutwerten des sog. C-reaktiven Proteins (CRP) korrelieren. CRP ist ein unspezifischer Entzündungsparameter und gilt als ein Indikator für Herz-Kreislauf-Erkrankungen bei ansonsten gesunden Personen.

Darüber hinaus könnte übermäßiges Sitzen auch zur Entwicklung einer Herzinsuffizienz führen, einer Erkrankung, bei der der Herzmuskel zunehmend schwächer wird, bis er irgendwann nicht mehr in der Lage ist, ausreichend Blut zu pumpen, um den Körper entsprechend mit Sauerstoff zu versorgen. Dies legt eine aktuelle Studie nahe, bei der die Troponinspiegel im Blut untersucht wurden. Troponin ist ein Herzmuskelprotein, das beim Herzinfarkt in erhöhten Konzentrationen im Blut nachweisbar ist. Aber auch niedrige Blutkonzentrationen von Troponin weisen auf eine Störung im Herzmuskelbetrieb hin, die, wenn sie nicht behoben wird, zu einer Herzinsuffizienz führen kann. Bei der Troponinstudie entnahmen Kardiologen bei gesunden Studienteilnehmern Blutproben und registrierten Aktivitätsmessungen über eine Woche. Sie überprüften die Blutproben der Studienteilnehmer auf Troponin und die Anzeigen ihrer Aktivitätsmesser, um zu sehen, wie viel oder wenig sie gesessen hatten. Dann verglichen sie die Bluttroponinspiegel mit den Daten der Aktivitätsmesser. Ein großer Teil der Studienteilnehmer stellte sich als Vielsitzer heraus, d.h. sie saßen zehn Stunden oder mehr pro Tag. Diese Personen zeigten überdurchschnittlich hohe Troponinspiegel im Blut. Die Werte lagen zwar deutlich unter denen eines Herzinfarkts, wiesen jedoch auf eine leichte Herzmuskelschädigung hin. Einige der Teilnehmer waren jedoch körperlich aktiv, und je aktiver sie waren, desto weniger saßen sie im Durchschnitt. Diese Personen zeigten die niedrigsten Troponinspiegel. Es ist schon erstaunlich, dass das Sitzen, das vom Herzen so wenig zu fordern scheint, langfristig zu einer Herzmuskelschwäche führen könnte!

Obzwar wir die genauen biologischen Wirkmechanismen noch nicht kennen, wissen wir aus Beobachtungsstudien, dass langandauerndes Sitzen mit einem erhöhten Risiko für Herz-Kreislauf-Erkrankungen einhergeht. So zeigen Personen, die durchschnittlich 12,5 Stunden pro Tag im Sitzen verbrachten, ein etwa um 15 Prozent höheres Risiko für Herz-Kreislauf-Erkrankungen als solche mit einer Sitzdauer von 2,5 Stunden pro Tag. Diese Zahl stellt einen ersten Richtwert dar, da die zugrundeliegenden Daten zur Sitzdauer auf Fragebögen basierten und die tatsächliche Sitzdauer möglicherweise überschätzt wurde, was bedeuten würde, dass die Wirkungsschwelle zwischen der Sitzdauer und dem Herz-Kreislauf-Risiko niedriger als bei 12,5 Stunden liegt.

Angesichts des nachteiligen Zusammenhangs zwischen der Sitzdauer und dem Risiko für Herz-Kreislauf-Erkrankungen sowie der Tatsache, dass viele moderne Arbeitsplätze ein längeres tägliches Sitzen erfordern, bekommt die Frage nach negativen Auswirkungen von längerem Sitzen am Arbeitsplatz eine hohe Relevanz. Bisherige Studien konnten jedoch keine überzeugende Beziehung zwischen beruflichem Sitzen und dem Risiko für Herz-Kreislauf-Erkrankungen ermitteln. Eine mögliche Erklärung hierfür ist, dass Personen mit überwiegend sitzenden Berufen einen höheren Sozialstatus aufweisen, der etwaige negative Auswirkungen dieser Berufe auf das Risiko für Herz-Kreislauf-Erkrankungen ausgleichen könnte. Somit bleibt die spezifische Rolle des beruflichen Sitzens auf das Risiko von Herz-Kreislauf-Erkrankungen weiter klärungsbedürftig.

Die gute Nachricht kommt zum Schluss: Auch wenn langandauerndes Sitzen eine ganze Reihe an Faktoren des Herz-Kreislauf-Systems nachteilig beeinflussen kann, so können Sie dem mit gezielter Bewegung der Beine im Sitzen entgegenwirken. Einfache Fußbewegungen im Sitzen führen bereits zu einer Verbesserung aller genannten Effekte. Noch besser ist es natürlich, nicht nur die Beine in Bewegung zu versetzen, sondern das Sitzen zu unterbrechen, um aufzustehen oder sich zu bewegen. Dadurch kann den gesundheitsgefährdenden Wirkungen des langandauernden Sitzens zumindest im Hinblick auf Blutfluss, Blutdruck und weitere Komponenten des Herz-Kreislauf-Systems entgegengewirkt werden. Dass Sie das Sitzen nicht mit kurzen Sprints, Sit-Ups oder sonstigen Anstrengungen unterbrechen müssen, sondern leichte Bewegungen wie Gehen bereits ausreichen, lesen Sie im Kapitel 3.

Nun haben wir also gesehen, was das Sitzen mit unserem Blutzucker und unseren Blutfetten machen kann und warum langes Sitzen keine Schonung für Herz und Kreislauf darstellt. Hätten Sie aber gedacht, dass Sitzen auch hungrig machen kann? Im nächsten Kapitel lesen Sie, wie sich durch langes Sitzen auch die Pfunde festsetzen können.

Sitzen macht Appetit, aber leider auch Übergewicht

Hormone sind für allerlei wichtige physiologische Funktionen in unserem Körper verantwortlich. Von der Regulation des Stoffwechsels über die Stressreaktion bis hin zum Eisprung. Auch unser Appetit wird hormonell beeinflusst – über verschiedene appetitanregende und appetithemmende Hormone. Sind wir körperlich aktiv, steigen in den Stunden nach der Aktivität die appetithemmenden Hormone an, während die appetitanregenden Hormone unterdrückt werden. Wir haben also zwei Fliegen mit einer Klappe geschlagen: Wir tun unserem Körper durch Bewegung Gutes und haben danach noch nicht einmal das Bedürfnis, die gesamte verbrauchte Energie durch Nahrungszufuhr gleich wieder ersetzen zu müssen. Leider verhält es sich beim Sitzen genau andersherum. Durch langes Herumsitzen wird unser Energieverbrauch reduziert – nur geht dies nicht mit einer Verminderung des Appetits einher. Vielleicht haben Sie sich selbst schon einmal gefragt, warum Sie schon am späten Vormittag so großen Hunger verspüren, dass Sie es kaum noch bis zur Mittagspause aushalten – und das, obwohl Sie eigentlich den ganzen Vormittag nur am Schreibtisch gesessen haben. Möglicherweise liegt es daran, dass langes Sitzen einen dämpfenden Einfluss auf die Hormone hat, die normalerweise dazu da sind, den Appetit zu hemmen. Auch wenn die langfristigen Auswirkungen des Sitzens auf die hormonelle Appetitregulation noch nicht bis ins letzte Detail untersucht sind, so lässt sich dennoch bereits sagen, dass es – im Hinblick auf die Energiezufuhr (die wiederum mit der Gewichtsentwicklung einhergeht) – besser ist, körperlich aktiv zu sein, als lange herumzusitzen. Denn je weniger wir aktiv sind und je mehr Zeit wir mit Sitzen verbringen, desto stärker ist unser Risiko für Übergewicht!

Übergewicht ist definiert durch eine über das Normalniveau hinausgehende Erhöhung des Körpergewichts aufgrund eines vermehrten Körperfettanteils. Übergewicht geht mit einer Gesundheitsgefährdung einher und kann diverse Folgeerkrankungen herbeiführen. Ein besonders stark ausgeprägtes Übergewicht wird als Adipositas bezeichnet.

Übergewicht und Adipositas werden anhand des sogenannten Body-Mass-Index (BMI) definiert. Dazu wird der Quotient aus Körpergewicht in Kilogramm und Körpergröße in Metern zum Quadrat gebildet ($BMI = \frac{\text{Körpergewicht in kg}}{(\text{Körpergröße in m})^2}$). Anhand der Klassifikation der Weltgesundheitsorganisation WHO wird bei Erwachsenen ein BMI von 25 kg/m^2 und höher als Übergewicht und ein BMI von 30 kg/m^2 und höher als Adipositas bezeichnet. Bei Kindern und Jugendlichen spricht man aufgrund der sich ständig verändernden Beziehung zwischen Größe und Gewicht von Übergewicht, wenn der BMI in den oberen 10 Prozent der Norm liegt, liegt er in den oberen 3 Prozent, spricht man von Adipositas. Neben dem BMI stehen zur Berechnung von Übergewicht und Adipositas weitere Messmethoden zur Verfügung, wie beispielsweise Taillenumfang, Taillen-zu-Hüftumfang und Hautfettfalten.

In Deutschland sind 15 Prozent aller Kinder und Jugendlichen übergewichtig, und 6 Prozent sind adipös. Übergewicht und Adipositas bei Kindern und Jugendlichen stellen ein äußerst ernstzunehmendes gesundheitliches Problem dar, in erster Linie, weil damit ein erhöhtes Risiko besteht, auch im Erwachsenenalter übergewichtig oder adipös zu sein. So wissen wir beispielsweise, dass der Anteil der Individuen mit Übergewicht und Adipositas mit zunehmendem Lebensalter kontinuierlich steigt. So sind in Deutschland 67 Prozent der Männer und 53 Prozent der Frauen übergewichtig – oder anders gesagt: Zwei von drei Männern und jede zweite Frau sind übergewichtig. Wenn wir uns die Körpergewichtsentwicklung der letzten 60 bis 70 Jahre in der Bevölkerung anschauen, stellen wir fest, dass Übergewicht und Adipositas seit der zweiten Hälfte des vergangenen Jahrhunderts deutlich zugenommen haben. Besorgniserregend ist dabei die Beobachtung, dass insbesondere junge Erwachsene die stärkste Gewichtszunahme zeigen.

Die gesundheitlichen Konsequenzen von Übergewicht und Adipositas sind umso gravierender, je ausgeprägter der Körperfettanteil über dem Normalmaß liegt. So begünstigt Adipositas das Entstehen von Bluthochdruck, Diabetes mellitus Typ II, Fettstoffwechselstörungen, Herz-Kreislauf-Erkrankungen und sogar Krebs. Aus dieser erhöhten Krankheitslast resultieren eine verringerte Lebenserwartung und eine vermehrte Sterblichkeit. Daher ist es für jeden Einzelnen wichtig, sich ein Bild von den Einflussfaktoren für Adipositas zu machen und zu versuchen, über eine Modifikation dieser Faktoren eine Abnahme des künftigen persönlichen Risikos des Übergewichts herbeizuführen. Zu den wichtigsten Risikofaktoren für die Entwicklung von Übergewicht und Adipositas zählen gewisse Verhaltensweisen, wie eine überhöhte Kalorienzufuhr, insbesondere der ungebremste Verzehr von gesüßten Getränken, sowie eine zu geringe körperliche Aktivität. Darüber hinaus gibt es gesellschaftliche Risikofaktoren für die Entwicklung der Adipositas. So ist beispielsweise ein niedriger Sozialstatus mit Adipositas vergesellschaftet. Daher bedarf es neben dem persönlichen Engagement auch politischer Bemühungen, den Risikofaktoren für Adipositas Einhalt zu gebieten. Aber auch genetische Faktoren üben einen gewissen Einfluss auf die Gewichtsentwicklung aus, die jedoch (noch) nicht modifizierbar sind.

Ob und inwieweit übermäßig langes Sitzen der Adipositas Vorschub leistet, ist derzeit Gegenstand umfangreicher Untersuchungen. Dabei lässt sich feststellen, dass Kinder und Jugendliche eine positive Dosiswirkungsbeziehung zwischen Sitzdauer und Adipositas zeigen. Das bedeutet, dass das Adipositasrisiko von Kindern und Jugendlichen umso größer ist, je mehr Zeit sie mit Sitzen verbringen. Darauf weisen insbesondere Studien hin, die sich mit der täglichen Fernsehdauer auseinandergesetzt haben. Die statistischen Analysen zeigen, dass jede zusätzliche Stunde Fernsehen pro Tag mit einer um 13 Prozent höheren Wahrscheinlichkeit der Adipositas einhergeht. Kritiker mögen nun behaupten, dass es sich hierbei nicht um eine ursächliche Beziehung handelt, sondern dass sich der Zusammenhang zwischen Fernsehdauer und Adipositas beispielsweise durch ein ebenfalls vor dem Bildschirm stattfindendes ungesundes Snacken erklären lässt. Es gibt in der Tat einige Belege dafür, dass Fernsehschauen mit einem höheren Konsum von energiereichen Snacks und zuckergesüßten Getränken einhergeht. Auch wäre es plausibel, dass kalorienreiches Snacken Teil eines übergeordneten ungesunden Verhaltensmusters ist, welches aus hochkalorischer Ernährung, vermehrtem sitzendem Verhalten, ungenügender sportlicher Aktivität und unzureichendem Schlaf besteht. Leider gibt es noch keine Untersuchungen, die die Ernährungsweise, die Fernsehdauer und die Körpergewichtsentwicklung in entsprechenden Kontexten zeitgleich genau unter die Lupe genommen haben, um die komplexen Zusammenhänge auseinanderzudröseln. Diesbezügliche Studien sind jedoch angelaufen und werden uns in Zukunft sicher sehr interessante Daten liefern.

Während wir bei Kindern und Jugendlichen eine relativ klare Beziehung zwischen der täglichen Sitzdauer, insbesondere der Fernsehsitzdauer, und der Adipositas verzeichnen, zeigen vergleichbare Studien bei Erwachsenen eine eher schwache Assoziation, obzwar vorliegende Daten zur Dauer der Fernsehsitzzeit auf eine gewisse Erhöhung des Risikos der Adipositas bei Erwachsenen hinweisen. Auch wird das Sitzen bei Transportwegen wie beispielsweise das tägliche Autofahren von und zur Arbeit mit einem erhöhten Risiko für Adipositas in Verbindung gebracht, und hier wird zukünftige Forschung weitere Klärung bezüglich des potenziell günstigen Einflusses regelmäßiger Sitzpausen schaffen.

FERNSITZEN

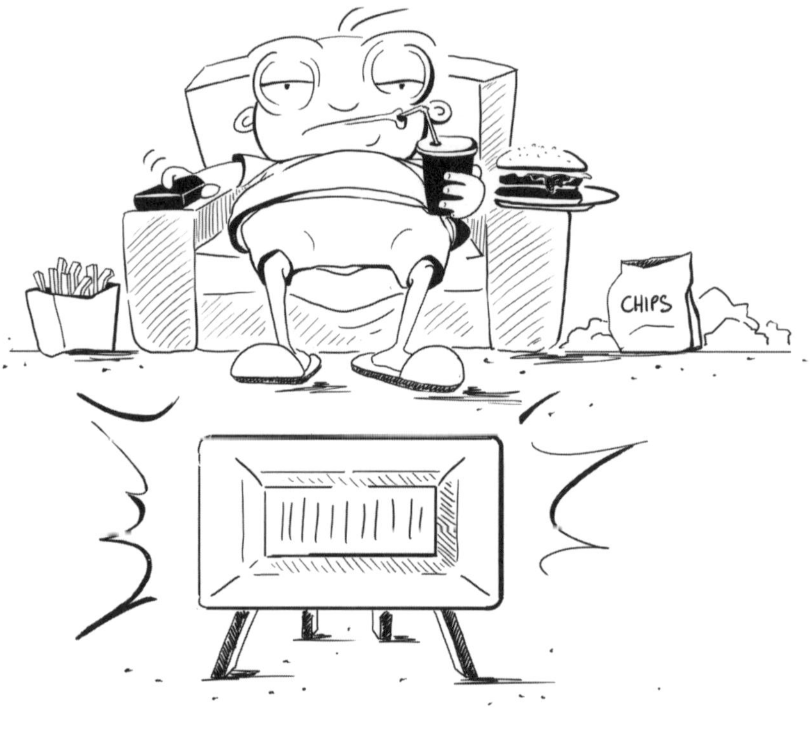

Sie sehen also, dass noch weiterer Forschungsbedarf besteht, um den Zusammenhang zwischen übermäßigem Sitzen und der Entstehung von Übergewicht richtig einzuordnen – insbesondere unter Beachtung weiterer Einflussfaktoren wie Ernährung oder Bewegungsmangel. Dennoch sollten wir uns bis dahin nicht untätig zurücklehnen, sondern durch regelmäßige Unterbrechungen des Sitzens – am besten mit etwas Bewegung – dazu beitragen, dass wir weniger sitzen und uns mehr bewegen. Und vielleicht können wir nächstes Mal dem Gefühl von Hunger, das uns häufig vor dem Mittagessen beim Arbeiten am Schreibtisch überkommt, mit ein bisschen Bewegung zuvorkommen.

Insbesondere im Hinblick auf eine gesunde Gewichtsentwicklung im Kindes- und Jugendalter sollten wir jedoch das bereits vorhandene Wissen über den Zusammenhang zwischen langem Sitzen, insbesondere beim Fernsehen, und der Entstehung von Übergewicht und Adipositas bei Kindern und Jugendlichen nicht ungenutzt lassen und über eine Reduktion der Sitz- und Fernsehzeiten zu einem gesunden Körpergewicht von Kindern und Jugendlichen beitragen.

Über sitzengelassene Knochen und Gelenke

Viele von uns haben vielleicht schon mal erlebt, dass wir nach einer ausgedehnten Sitzphase, beispielsweise nach einer längeren Autofahrt, einem langen Tag im Büro oder einem abendfüllenden Fernsehprogramm ein leichtes Ziehen im Rücken verspürt haben. Möglicherweise hat sich unsere Wirbelsäule auch mit echten Schmerzen laut und deutlich bei uns gemeldet. Da haben wir uns sicher schon mal gefragt: Schadet die Vielsitzerei meinen Gelenken? Für die Wirbelsäule lässt sich dazu sagen, dass sie nicht allzu gut fürs viele und lange Sitzen ausgelegt ist. Zum einen kippt das Becken beim Sitzen nach hinten, was die Wirbelsäule in eine unnatürliche C-Form zwingt. Zum anderen verkümmert auf Dauer die Rücken- und Bauchmuskulatur. Auch der Gelenkknorpel ist vom Vielsitzen nicht sonderlich begeistert, denn seine Versorgung mit gesunderhaltenden Nährstoffen erfolgt nicht direkt über die Blutgefäße, sondern mithilfe der Gelenkflüssigkeit. Die Nährstoffe enthaltende Gelenkflüssigkeit muss durch Gelenkbewegung gewissermaßen in den Knorpel eingewalkt werden. Auch Abfallprodukte aus dem Knorpelstoffwechsel werden über die

Gelenkflüssigkeit abtransportiert. Damit diese Prozesse reibungslos funktionieren, muss das Gelenk aber regelmäßig bewegt werden. Durch Vielsitzerei und der damit einhergehenden Bewegungsarmut werden diese Vorgänge gehemmt, was zur Folge hat, dass das Gelenk nicht mehr optimal mit Nährstoffen versorgt wird und es zu einem Abbau von Knorpelsubstanz kommt. Damit kann der Knorpel seiner Funktion als Stoßdämpfer zwischen den Knochen nicht mehr nachkommen. Langfristige Folge können Gelenkerkrankungen sein.

Erkrankungen des Bewegungsapparates stellen die Hauptursache von chronischen Schmerzen dar und gehen mit zum Teil erheblichen körperlichen Funktionseinschränkungen und Einbußen an Lebensqualität einher. In der stationären, rehabilitativen und ambulanten Krankenversorgung spielen Muskel- und Skeletterkrankungen eine wesentliche Rolle, und sie verursachen aufgrund ihrer Häufigkeit immense Kosten. So entfallen in Deutschland 11 Prozent aller Krankheitskosten auf Erkrankungen des Bewegungsapparates. Auch entstehen wegen dieser Erkrankungen die meisten Arbeitsunfähigkeitstage, und sie sind der zweithäufigste Grund für eine gesundheitlich bedingte Frühberentung. Erkrankungen des Bewegungsapparates umfassen eine Vielzahl an unterschiedlichen Muskel- und Skeletterkrankungen. Wir unterscheiden zwischen Rückenschmerzen, degenerativen Gelenkerkrankungen (Arthrose), entzündlichen Gelenkerkrankungen (Arthritis) und stoffwechselbedingten Skeletterkrankungen (Osteoporose).

Bis zu 85 Prozent der Bevölkerung in Deutschland gibt an, wenigstens einmal im Leben an Rückenschmerzen gelitten zu haben. Damit belegen Rückenschmerzen als Ursache für gesundheitliche Beschwerden Platz Nummer eins in der Bevölkerung. Wenn wir uns die alters- und geschlechtsspezifische Verteilung von Rückenschmerzen etwas genauer ansehen, stellen wir fest, dass Rückenschmerzen mit steigendem Lebensalter zunehmen und dass Frauen häufiger Rückenschmerzen angeben als Männer. Eine Vielzahl persönlicher und umweltbezogener Faktoren ist für die Entstehung und den Verlauf von Rückenschmerzen verantwortlich. Hierzu zählen Fehlbelastungen des Rückens wie Tragen und Heben, Arbeitsunzufriedenheit, Stress, Angst, Depressionen, aber auch ein niedriger Sozialstatus und Lebensstilfaktoren wie Übergewicht und Bewegungsmangel. Allerdings kam eine große Übersichtarbeit, die die Ergebnisse mehrerer Einzelstudien miteinander verglich, zu dem Ergebnis, dass der Zusammenhang zwischen langem Sitzen und Schmerzen im unteren Rückenbereich nicht eindeutig ist. Und auch Studien, die das Sitzen am Arbeitsplatz im Hinblick auf Rückenschmerzen untersucht haben, kommen zu ganz unterschiedlichen Ergebnissen. Während einige einen Zusammenhang zwischen Sitzen am Arbeitsplatz und Schmerzen im Nacken und Rücken feststellen konnten, zeigte sich in anderen Studien keinerlei Zusammenhang. Hätten Sie gedacht, dass der aktuelle Stand der Forschung im Hinblick auf die weit verbreitete Annahme „Sitzen verursacht Rückenschmerzen“ derzeit keine eindeutige Schlussfolgerung zulässt? Insgesamt ergibt sich jedoch die Empfehlung, regelmäßig körperlich aktiv zu sein und den Arbeitsplatz möglichst ergonomisch zu gestalten, um Rückenschmerzen zu vermeiden oder zu lindern.

Unter dem Begriff Arthrose wird eine Gruppe von Muskel- und Skeletterkrankungen zusammengefasst, deren gemeinsames Merkmal ein degenerativer Abbau bzw. Funktionsverlust der Gelenkknorpel ist. In der Folge können benachbarte Knochen, Kapseln, Bänder und Muskeln auch in Mitleidenschaft gezogen werden. Dies führt auf Dauer zu Einschränkungen der Beweglichkeit sowie zu Behinderungen im Alltag. Besonders häufig betroffen sind die Knie- und

Hüftgelenke. Arthrose ist eine sehr häufige Erkrankung; so besteht bei etwa 20 Prozent der Erwachsenen in Deutschland eine ärztlich diagnostizierte Arthrose, wobei Frauen mit 22 Prozent etwas häufiger betroffen sind als Männer mit 18 Prozent. Die Krankheitshäufigkeit nimmt mit steigendem Alter erheblich zu, sodass ein Drittel bis knapp die Hälfte aller über 70-Jährigen an Arthrose leiden. Die Ursachen der Arthrose sind weitgehend ungeklärt, doch wissen wir, dass sportliche Aktivitäten, die wenig Druck auf die Gelenke ausüben, wie Schwimmen, Radfahren und Wandern, sowie eine Reduktion von Übergewicht einen positiven Effekt auf die Krankheitsentwicklung bewirken.

Der Begriff Arthritis fasst eine Gruppe entzündlich bedingter Gelenkerkrankungen zusammen, die meist durch Störungen des Immunsystems ausgelöst werden. Die Gelenkentzündungen sind durch Schmerzen, Gelenkschwellung und Funktionseinbußen gekennzeichnet und schreiten schubweise voran, wodurch es letztendlich zu einer Zerstörung der Gelenkstrukturen kommt. Die Rheumatoide Arthritis tritt zahlenmäßig bei etwa 2,5 Prozent der Erwachsenen in Deutschland auf, und Frauen sind mit 3,2 Prozent deutlich häufiger betroffen als Männer mit 1,9 Prozent. Wie bei den allermeisten Krankheiten nimmt auch die Rheumatoide Arthritis mit dem Alter signifikant zu. Zu den modifizierbaren Risikofaktoren für einen negativen Verlauf der Rheumatoiden Arthritis zählen insbesondere Rauchen, Übergewicht und Bewegungsmangel.

Die Osteoporose ist eine Knochenerkrankung, die durch einen Abbau von Knochenmasse und einer damit einhergehenden herabgesetzten Knochenstärke gekennzeichnet ist. Dieser Knochenschwund führt zu einer erhöhten Bruchanfälligkeit, sodass bereits geringfügige äußere Einflüsse zu Frakturen führen können. Betroffen sind vor allem Wirbelkörpereinbrüche, bei Stürzen kommt es häufig zu Hüft- und Unterarmfrakturen. Die Osteoporose ist eine altersbedingte Erkrankung und tritt bei 14 Prozent der über 50-Jährigen auf. Dabei sind Frauen mit 24 Prozent weitaus stärker betroffen als Männer mit 6 Prozent. Zu den beeinflussbaren Risikofaktoren für die Entstehung einer Osteoporose zählen Rauchen und übermäßiger Alkoholkonsum sowie körperliches Untergewicht. Letzteres lässt sich durch eine Unterversorgung mit Kalzium und Vitamin D im Rahmen von Diäten oder Essstörungen erklären. Dagegen sorgt eine ausreichende Zufuhr von Kalzium und Vitamin D für einen ausgeglichenen Knochenstoffwechsel und führt damit zu einer Verringerung des Osteoporose- und Frakturrisikos. Auch regelmäßige körperliche Aktivität und Krafttraining fördern den Knochenaufbau und verbessern Muskelkraft, Koordination und Balance insbesondere bei älteren Menschen und wirken somit dem Risiko von Stürzen und Knochenbrüchen entgegen.

Summa summarum lässt sich sagen, dass der Zusammenhang zwischen einem sitzenden Lebensstil und Erkrankungen des Bewegungsapparates zwar gar nicht so stark ist, wie wir oft denken, dass es aber dennoch von Vorteil ist, möglichst bewegt zu sitzen und eine physiologische Sitzhaltung einzunehmen (mehr dazu in Kapitel „Über bewegtes Sitzen *oder* Wie man richtig sitzt") sowie häufig zwischen sitzenden und stehenden Positionen zu wechseln.

Krebszellen mögen langes Sitzen

Nun haben wir bereits gesehen, dass das viele Sitzen sowohl unseren Zuckerstoffwechsel als auch unseren Appetit beeinflussen und sich darüber hinaus auf Herz-Kreislauf-System und Bewegungsapparat auswirken kann. Haben Sie aber beim langen Sitzen schon einmal gedacht, dass Sie damit auch potenziellen Krebszellen einen Gefallen tun?

Warum die Vielsitzerei das Krebsrisiko erhöht, ist noch weitgehend unbekannt. Es gibt jedoch eine ganze Reihe wahrscheinlicher Mechanismen. Ein möglicher biologischer Pfad besteht darin, dass übermäßiges Sitzen eine chronische unterschwellige Entzündung in Gang bringt und aufrechterhält. Normalerweise löst der Körper nur dann eine Entzündungsreaktion aus, wenn es darum geht, Krankheitserreger abzufangen oder Heilungsprozesse einzuläuten. Bei übermäßigem Sitzen wird jedoch ohne adäquate Alarmsituation eine erhöhte Menge entzündungsfördernder Substanzen wie beispielsweise Tumornekrosefaktor und Interleukin-6 gebildet und ins zirkulierende Blut abgegeben. Bei Vielsitzern zirkulieren also dauerhaft leicht erhöhte Mengen bestimmter Entzündungsfaktoren im Blutkreislauf und versetzen den Organismus quasi in einen fortwährend schwelenden Alarmzustand. Und genau der steht im Verdacht, an der Entstehung und dem Fortschreiten von Krebs beteiligt zu sein.

Eine weitere Hypothese bezüglich des ursächlichen Hergangs von Krebs durch Sitzen betrifft die Immunabwehr des Körpers. Das Immunsystem stellt eine Art Zellpolizei dar, die den Organismus fortlaufend durchstreift und mit seinen unterschiedlich ausgestatteten Killerzellen und Abwehrfaktoren Krebszellen angreifen und unschädlich machen kann. Diese Wachtmeisterfunktion funktioniert optimal, wenn wir regelmäßig Sport treiben, weil wir mit jedem Training unser Immunsystem ein wenig stimulieren. Bei übermäßiger körperlicher Inaktivität bleibt der notwendige wiederholte Reiz auf das Immunsystem jedoch aus. Vielsitzen übt damit einen negativen Einfluss auf ein optimal funktionierendes Abwehrsystem aus, was die Krebsentwicklung begünstigen kann.

Auch bestimmte Stoffwechselveränderungen, die mit dem Dauersitzen einhergehen, sind an der Krebsentwicklung beteiligt. Wie wir bereits im Kapitel „Diabetes mellitus: Über langes Sitzen und süßes Blut“ gesehen haben, wird der Insulinmechanismus durch körperliche Inaktivität oder übermäßig langes Sitzen gestört, sodass Glukose aus den Blutgefäßen nicht mehr so schnell ins Zellinnere gelangen kann. Durch den daraus resultierenden erhöhten Blutzuckerspiegel steigt wiederum die Insulinausschüttung, und es kommt zur Insulinresistenz, also dem verminderten Ansprechen der Zellen auf Insulin. Die Kombination aus einem hohen Blutzuckerspiegel und einem hohen Insulinspiegel begünstigt die Krebsentwicklung in mehrfacher Hinsicht. Einerseits nutzen Krebszellen den hohen Blutzuckerspiegel direkt zur Energiegewinnung. Andererseits stachelt ein hoher Insulinspiegel die Entwicklung von Krebszellen an, weil Insulin eine Art Wachstumshormon darstellt. Zudem fördert ein hoher Insulinspiegel die Bildung von Insulin-like-growth-factor-1 (IGF-1), das, wie der Name schon sagt, in seiner Struktur ähnlich aufgebaut ist wie Insulin, aber eine noch viel stärkere wachstumsfördernde Wirkung auf Krebszellen hat als Insulin.

Eine weitere mögliche Erklärung für den Zusammenhang zwischen Vielsitzen und Krebs besteht in gewissen Veränderungen des Hormonhaushaltes. So wissen wir, dass Östrogen, das natürliche weibliche Geschlechtshormon, vor allem die Funktion hat, die weibliche Fruchtbarkeit sicherzustellen. Wird jedoch zu viel Östrogen im Körper gebildet, kann dies zu einem erhöhten Risiko von Brustkrebs und Gebärmutterschleimhautkrebs führen. Nun stellt sich heraus, dass körperliche Aktivität den Östrogenspiegel bei Frauen wirksam senkt. Fehlt der Sport und kommt es zusätzlich auch noch zu einer Zunahme der Körperfettmasse, dann steigt der Östrogenspiegel, u.a. weil sich die Fettzellen des Körpers insbesondere nach den Wechseljahren zu den Hauptproduktionsstätten überschüssigen Östrogens etablieren. Die Kombination aus viel Sitzen und mehr Fettzellen birgt also eine doppelte Gefahr für einen erhöhten Östrogenspiegel im Körper. Damit steigt das Risiko für die Entwicklung von Brustkrebs und Gebärmutterschleimhautkrebs.

Es gibt über 100 Arten von Krebs. Daher stellt Krebs keine einheitliche Erkrankung dar, sondern besteht aus einer Gruppe von Krankheiten, deren gemeinsames Merkmal ein ungebremstes Wachstum und die Verbreitung bestimmter Zellen in das umliegende Körpergewebe ist. Im Normalzustand wachsen Zellen und teilen sich je nach Bedarf zu neuen Zellen. Alte oder beschädigte Zellen sterben und werden durch neue Zellen ersetzt. Dieser geordnete Prozess bricht bei Krebs zusammen. Neue Zellen bilden sich, auch wenn sie nicht benötigt werden, und alte oder beschädigte Zellen überleben, obwohl sie eigentlich nicht mehr gebraucht werden. Mehr und mehr Zellen entwickeln sich, und diese zusätzlichen Zellen können sich ohne Unterbrechung teilen und sich zu Geschwulsten (Tumore) entwickeln. Bösartige Tumore dringen zunächst in nahegelegene Gewebe ein und breiten sich in ihnen aus. Als nächstes wandern einige dieser Krebszellen durch das Blut oder das Lymphsystem an entfernte Stellen im Körper und bilden dort neue Tumore (Metastasen).

Jedes Jahr erkranken etwa 228 000 Frauen und 255 000 Männer in Deutschland an Krebs, rund 102 000 Frauen und 122 000 Männer versterben jährlich an Krebserkrankungen. Damit stellt Krebs nach Herz-Kreislauf-Erkrankungen die zweithäufigste Todesursache in Deutschland dar. Mehr als ein Drittel aller Frauen und die Hälfte aller Männer in Deutschland erkranken im Laufe ihres Lebens an Krebs. Die zahlreichsten Krebserkrankungen sind bei Frauen Brust-, Dickdarm- und Lungenkrebs und bei Männern Prostata-, Lungen- und Dickdarmkrebs. Die Behandlung von Krebs besteht in erster Linie aus Operation, Chemotherapie, Bestrahlung und Immuntherapie, üblicherweise in einer bestimmten Kombination. Die Behandlung unterscheidet sich je nach Art und Stadium des Krebsleidens. Aufgrund der Häufigkeit und Schwere der Erkrankung ist die Therapie und Nachbehandlung von Krebs für etwa 6 Prozent aller direkten Krankheitskosten verantwortlich.

Lebensstil- und Umweltfaktoren spielen bei der Krebsentstehung eine wichtige Rolle. So gehen mehr als 30 Prozent aller Krebsfälle auf das Konto von Rauchen, Alkoholkonsum, körperlichem Übergewicht, Bewegungsmangel, Sonnenbräunung und Umweltbelastungen durch bestimmte Schadstoffe. Unter diesen Faktoren stellt Rauchen das wichtigste beeinflussbare Risiko für Krebs dar. Dies gilt nicht nur für Lungenkrebs, sondern für viele andere Krebsarten. Daher kommt der Reduktion des Tabakkonsums und dem Vermeiden von Passivrauchen eine solch bedeutende präventive Rolle zu. Darüber hinaus sind genetische Faktoren für einige Krebserkrankungen verantwortlich, wie z.B. die BRCA-Gene für Brustkrebs. Chronische Infektionen durch bestimmte Viren und Bakterien spielen ebenfalls eine gewisse Rolle. So entsteht Leberkrebs u.a. durch Hepatitis-Viren, Magenkrebs durch sog. Helicobacter pylori und Gebärmutterhalskrebs durch Humane Papillomviren.

So wie sich einzelne Krebsarten in ihrer Entstehung und ihren Merkmalen voneinander unterscheiden, zeigt auch das Sitzverhalten unterschiedlich stark ausgeprägte Beziehungen zu verschiedenen Krebsarten. Die meisten Krebsarten werden glücklicherweise nicht durch das Sitzverhalten beeinflusst. Für einige Krebsarten stellt übermäßig viel Sitzen jedoch einen Risikofaktor dar. Dabei handelt es sich um Brustkrebs, Gebärmutterschleimhautkrebs und Dickdarmkrebs. Diese Krebserkrankungen kommen besonders häufig in der Bevölkerung vor. So ist beispielsweise Brustkrebs die häufigste Krebserkrankung der Frau in Deutschland, Darmkrebs ist bei Frauen die zweithäufigste und bei Männern die dritthäufigste Krebserkrankung. Weil diese Krebsarten zahlenmäßig so häufig vorkommen, erlangt übermäßiges Sitzen für deren Entstehung eine nicht zu vernachlässigende Rolle, insbesondere wenn man es aus der Bevölkerungsperspektive betrachtet. Was heißt dies aber nun konkret? Nun, vergleicht man Personen in der höchsten Kategorie sitzenden Verhaltens mit denen in der niedrigsten Kategorie, zeigen die Vielsitzer ein um etwa 10 Prozent erhöhtes Risiko der Entwicklung von Brust- und Dickdarmkrebs. Beim Gebärmutterschleimhautkrebs sehen wir einen stärkeren Zusammenhang, und zwar besteht hier eine Risikoerhöhung von knapp 40 Prozent. Dagegen zeigt sich das sitzende Verhalten als unerheblich, was das Risiko für die Entwicklung von Lungenkrebs, Eierstockkrebs oder Prostatakrebs anbelangt. Auch für andere Krebsarten bestehen keine nachteiligen Effekte durch übermäßiges Sitzen. Dies betrifft Krebserkrankungen der Speiseröhre, Magen, Gallenblase, Bauchspeicheldrüse, Leber, Niere und Harnblase.

Indem wir also darauf achten, unsere Sitzzeiten möglichst gering zu halten und häufig zu unterbrechen, können wir dazu beitragen, unser Krebsrisiko – zumindest was Krebserkrankungen der Brust, der Gebärmutterschleimhaut und des Dickdarms anbelangt – nicht unnötig durch den Risikofaktor Sitzen zu erhöhen.

Sitzen entspannt – und macht depressiv und einsam

Dass langes und ununterbrochenes Sitzen einen Risikofaktor für die Entstehung einer Vielzahl von körperlichen Erkrankungen darstellt, haben wir in den vorigen Abschnitten gesehen. Hätten Sie aber gedacht, dass sich ein sitzender Lebensstil darüber hinaus auch auf unsere psychische Gesundheit auswirkt?

Zunächst erscheint es vielleicht naheliegend, dass sitzende Tätigkeiten, die wir in aller Regel aus Vergnügen und

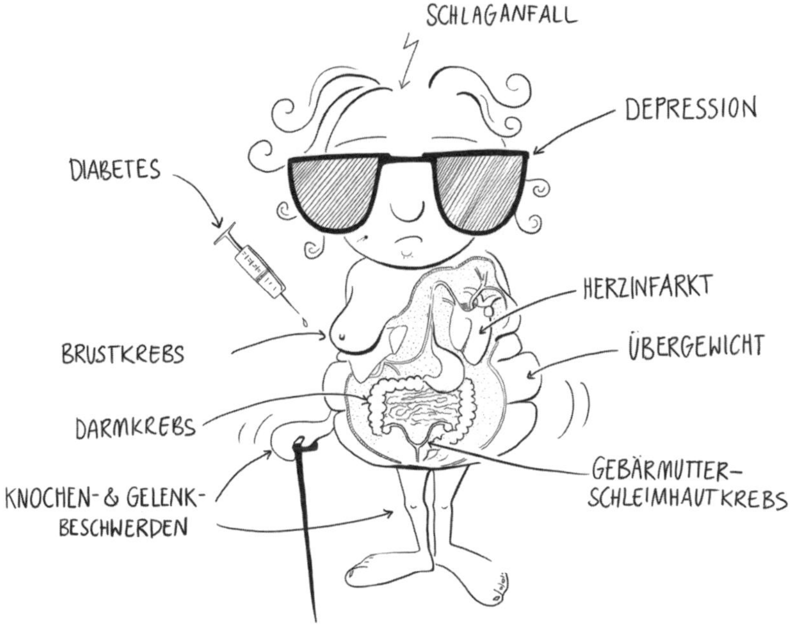

SITZ-KRANKHEITEN

zum Entspannen durchführen, wie beispielsweise Fernsehen und Lesen, sich vorteilhaft auf unser psychisches Wohlergehen auswirken. Sitzen sollte also beruhigend wirken und uns von Stress und Sorgen befreien. Paradoxerweise scheint genau das Gegenteil der Fall zu sein. Langes Sitzen erhöht das Risiko für psychische Störungen. So haben Menschen, die viel Zeit mit sitzenden Tätigkeiten verbringen – im Vergleich zu Menschen, die nur wenig Zeit mit Sitzen verbringen – ein um 25 Prozent erhöhtes Risiko, depressive Symptome zu entwickeln. Umgekehrt ist es so, dass Menschen, die an einer Depression leiden, im Vergleich zu Gesunden überdurchschnittlich viel Zeit (achteinhalb Stunden pro Tag) mit sitzenden Tätigkeiten verbringen.

Auch bei Kindern und Jugendlichen erhöht ein überwiegend sitzender Lebensstil das Risiko, an einer Depression zu erkranken, um 12 Prozent, wobei eine tägliche Sitzdauer von mehr als drei Stunden das Risiko weiter ansteigen lässt (auf über 80 Prozent bei mehr als fünf Stunden täglicher Sitzzeit). Insbesondere Zeit, die sitzend mit Computertätigkeiten verbracht wird, erhöht dabei das Risiko für Depression – hier wird angenommen, dass der Einfluss, den die Nutzung des Internets mit sich bringt, eine wesentliche Rolle spielt.

Der Beziehung zwischen sitzenden Tätigkeiten und Depression können dabei sowohl diverse biologische Mechanismen, wie beispielsweise der Einfluss von Entzündungsparametern, als auch psychosoziale Mechanismen wie soziale Isolation zugrunde liegen.

Während körperliche Aktivität in Kombination mit antidepressiven Medikamenten durchaus erfolgreich in der Behandlung von Depression eingesetzt wird, ist die Datenlage zum Thema Sitzzeitreduktion und Unterbrechungen von Sitzzeiten noch dürftig. Da Depression jedoch eine häufige psychische Störung darstellt, von der in Deutschland fast jeder Zehnte betroffen ist, und Depression zu einer hohen Anzahl an Krankschreibungen und Frühberentungen beiträgt, wäre eine Einflussnahme auf das Erkrankungsrisiko sowie auf den Krankheitsverlauf durch weniger Sitzen und mehr Bewegung durchaus wünschenswert.

Neben den Wirkungen von langem Sitzen auf Depression wird dem Sitzen auch ein Einfluss auf weitere Aspekte der psychosozialen Gesundheit, insbesondere von Kindern und Jugendlichen, zugesprochen. Dabei spielt vor allem Fernsehen eine wesentliche Rolle als sitzende Tätigkeit. So konnte gezeigt werden, dass sich Fernsehen negativ auf die Aufmerksamkeit und die sprachliche Entwicklung von Kleinkindern auswirkt. Darüber hinaus konnte bei Grundschülern ein negativer Einfluss von Fernsehen auf mobbendes

Verhalten gezeigt werden. Im Vergleich zu Kindern und Jugendlichen, die wenig Zeit mit sitzenden Tätigkeiten verbringen, haben Kinder und Jugendliche, die viel Zeit mit Fernsehen im Sitzen verbringen, ein niedrigeres Selbstwertgefühl und zeigen häufiger unvorteilhaftes Verhalten insbesondere im Hinblick auf aggressives Verhalten.

Es ist naheliegend, dass nicht das Sitzen allein die Ursache für Beeinträchtigungen des psychosozialen Verhaltens bei Kindern und Jugendlichen ist, sondern vielmehr die mangelnde Interaktion mit Eltern und anderen Bezugspersonen sowie der direkte Einfluss von Inhalten aus Fernsehen und Videospielen. Aber zu wissen, dass sich Sitzen beim Fernsehen sowohl negativ auf die psychosoziale Entwicklung als auch auf die körperliche und geistige Gesundheit von Kindern und Jugendlichen auswirkt, sollte Grund genug sein, Fernsehzeiten – und damit auch Sitzzeiten – bei Kindern und Jugendlichen zu beschränken.

Für die Empfehlungen zu den Sitzzeiten für Kinder und Jugendliche hat das natürlich zur Folge, dass es möglichst darum geht, Fernsehzeiten und andere Mediennutzungszeiten insgesamt zu minimieren – und nicht lediglich auf Fernsehen im Stehen umzusteigen. Daher möchten wir an dieser Stelle auch noch einmal auf die bereits bestehenden Empfehlungen zu sitzenden Tätigkeiten und der Nutzung von Bildschirmmedien im Kindes- und Jugendalter im Kapitel „Sitzempfehlungen" verweisen.

Die gesundheitlichen Auswirkungen des Sitzens im Alter

Den Auswirkungen, die langes Sitzen auf die Gesundheit älterer Menschen hat, möchten wir ein separates Kapitel widmen. In wenigen Jahren wird jeder dritte Bundesbürger 60 Jahre und älter sein und mit unterschiedlich stark ausgeprägten alters- und krankheitsbedingten Einschränkungen leben. Dies geht wiederum mit einer gesteigerten Inanspruchnahme von Leistungen des Gesundheitssystems und damit verbundenen Kosten einher.

Sitzen beeinflusst unser ganzes Leben – insbesondere auch den letzten Lebensabschnitt und das Lebensende. Zum einen indem es, wie wir bereits gesehen haben, zu einer der Hauptaktivitäten älterer Menschen wird, die unter anderem aufgrund von verminderter Mobilität und körperlichen Einschränkungen durch Alter und Krankheit mehr Zeit mit sitzenden Tätigkeiten verbringen. Zum anderen steigt durch langes und ununterbrochenes Sitzen das Risiko, vorzeitig zu versterben (mehr dazu im Kapitel „Wir sitzen uns zu Tode“). Umgekehrt kann eine Reduktion der Sitzzeit die Lebenserwartung erhöhen. Die Ergebnisse einer amerikanischen Studie zeigen, dass in den USA die Lebenserwartung bei Geburt um ca. zwei Jahre steigen würde, wenn die tägliche Sitzzeit bei unter drei Stunden liegen würde. Selbst eine Reduktion der Fernsehzeit auf weniger als zwei Stunden pro Tag würde die Lebenserwartung um 1,4 Jahre erhöhen.

Langes Sitzen kann unser Leben aber nicht nur verkürzen, sondern im Alter auch noch erheblich erschweren, indem es sich negativ auf Lebensqualität, Funktionalität, Mobilität, geistige Gesundheit und kognitive Funktionen auswirkt.

Langes Sitzen kann die Lebensqualität und die Funktionalität älterer Menschen erheblich beeinflussen. So berichten ältere Menschen, die weniger Zeit mit sitzenden Tätigkeiten verbringen, über eine höhere Lebensqualität sowie über ein besseres Gleichgewichtsgefühl und weniger Schwindel. Umgekehrt leiden ältere Menschen, die viel Zeit im Sitzen verbringen, vermehrt unter Gebrechlichkeit sowie unter einer Einschränkung der Verrichtung von Aktivitäten des alltäglichen Lebens. Darüber hinaus nehmen sie häufiger Leistungen des Gesundheitswesens in Anspruch. Bereits bei 60- bis 64-Jährigen wirkt sich eine längere Sitzzeit negativ auf die Greifkraft und auf die Mobilität aus. Ältere Menschen, die bereits einen Sturz hinter sich haben, verbringen mehr Zeit mit sitzenden Tätigkeiten als ältere Menschen ohne bisherige Stürze – vor allem, wenn sie Angst davor haben, erneut zu stürzen.

Ebenso wie sich langes Sitzen auf die Leistungsfähigkeit des Körpers auswirkt, kann es auch die geistige Gesundheit und die kognitiven Funktionen im Alter beeinflussen. Ältere Menschen, die viel Zeit mit sitzenden Tätigkeiten verbringen, neigen häufiger zu depressiven Symptomen als Gleichaltrige, die weniger Zeit im Sitzen verbringen.

Im Hinblick auf die Auswirkungen des Sitzens auf die kognitiven Fähigkeiten älterer Menschen wie beispielsweise Aufmerksamkeit, Gedächtnis und exekutive Funktionen, ist die Datenlage noch zu dünn bzw. zu heterogen, als dass daraus konkrete Schlussfolgerungen gezogen werden können. Allerdings wirkt sich Bewegung wiederum positiv auf die kognitive Leistung (nicht nur) älterer Menschen aus. Daher liegt die Vermutung nahe, dass übermäßiges Sitzen sich eher nachteilig auf die kognitive Funktion auswirkt. Es muss jedoch auch darauf hingewiesen werden, dass sich einige sitzende Tätigkeiten wie beispielsweise Spiele spielen durchaus positiv auf die kognitiven Fähigkeiten älterer Menschen auswirken können.

Auch Krankenhausaufenthalte spielen häufig eine Schlüsselrolle im Hinblick auf das Sitzverhalten älterer Menschen. Ältere Menschen, die kurz vor einem Krankenhausaufenthalt (egal aus welchem Grund) noch mobil waren, verbringen bis zu 96 Prozent ihres Aufenthaltes entweder im Bett (liegend oder sitzend) oder neben dem Bett (sitzend). Nur etwa 40 Minuten pro Tag werden im Stehen oder Gehen verbracht. Somit trägt das Sitzen im Krankenhaus zu einem funktionalen Abbau bei, der sich häufig erst nach Entlassung aus dem Krankenhaus äußert.

Gerade in Anbetracht des zunehmenden Anteils älterer Menschen an der Bevölkerung sowie der weiten Verbreitung sitzender Aktivitäten bei älteren Menschen stellen ältere Menschen eine wesentliche Zielgruppe dar, die von einer Reduktion der Sitzdauer sowie von regelmäßigen Unterbrechungen des Sitzens stark profitieren kann. Nicht zuletzt deshalb, weil sitzende Tätigkeiten vermehrt durch leichte Bewegungen unterbrochen und ersetzt werden können, die wiederum gerade bei Personen, denen anstrengende körperliche Aktivitäten aus verschiedenen Gründen nicht oder nur schwer möglich sind, eine denkbare Alternative darstellen. Für ältere Menschen kann daher bereits regelmäßiges Aufstehen von Vorteil sein und zu einem aktiveren Lebensstil beitragen. Eine Reduktion der Sitzzeit und/oder regelmäßige Unterbrechungen des Sitzens können sowohl zur körperlichen als auch zur geistigen Gesundheit im höheren Alter beitragen. So können sich beispielsweise Gleichgewicht, Schlafqualität und Gehgeschwindigkeit ebenso wie Stimmung, Konzentration und allgemeines Wohlfühlen verbessern.

Wir sitzen uns zu Tode

Wie wir inzwischen aus den vorangegangenen Kapiteln wissen, geht übermäßig langes, ununterbrochenes Sitzen mit einer erhöhten Wahrscheinlichkeit der Entwicklung von schwerwiegenden chronischen Krankheiten einher. So erhöht ein Zuviel an Sitzen die Gefahr für Herz-Kreislauf-Erkrankungen und Krebs. Da diese Krankheiten in vielen Fällen tödlich verlaufen, liegt es auf der Hand, die Auswirkungen der Vielsitzerei auf das Sterberisiko direkt zu beleuchten. Dabei unterscheiden wir zwischen berufsbedingtem Sitzen, Sitzen bei Transportwegen und freizeitbezogenem Sitzen. Wir beginnen mit dem berufsbedingten Sitzen.

Versetzen Sie sich in das London Mitte des letzten Jahrhunderts. Hier nahm Jerry Morris das Personal der Londoner Doppeldeckerbusse genauer unter die Lupe. Dabei zeigte sich ein deutlicher Unterschied in der Häufigkeit tödlicher koronarer Herzerkrankungen zwischen den Busfahrern und den Kontrolleuren. Bei den Busfahrern, die einen Großteil ihres Arbeitstages am Steuer und damit im Sitzen verbrachten, lag das Risiko, an einer koronaren Herzerkrankung zu versterben, doppelt so hoch wie bei den Kontrolleuren, die wiederum viel Zeit damit verbrachten, im Bus umherzulaufen, Treppen zu steigen und zu stehen. Zu einem ganz ähnlichen Ergebnis kam Morris auch bei dem Vergleich von Telefonisten und Postboten.

So ist es mitunter Jerry Morris und seiner Londoner Busfahrer-Studie zu verdanken, dass der Einfluss körperlicher Aktivität und sitzender Tätigkeiten auf die Gesundheit der Menschen schon relativ früh untersucht wurde. Zu hinterfragen bleibt jedoch, ob sich für die heutigen Busfahrer (und die vielen weiteren Personen, die Menschen und Güter transportieren) im Vergleich zu den Londoner Busfahrern der 1950er-Jahre im Hinblick auf das Sitzen und die damit verbundenen Gesundheitsrisiken überhaupt etwas zum Positiven verändert hat.

Einen weiteren Hinweis, dass berufsbedingtes Sitzen das Sterberisiko beeinflusst, lieferte eine norwegische Studie, die demonstrierte, dass eine berufliche Tätigkeit, die viel Laufen und Heben erfordert, mit einem um 35 Prozent geringeren Sterberisiko einhergeht als eine überwiegend sitzende Tätigkeit. Auch das übermäßige Sitzen bei Transportwegen geht mit einem erhöhten Sterblichkeitsrisiko einher. So zeigen Personen, die mehr als zehn Stunden Sitzdauer pro Woche im Auto verbringen, ein um 50 Prozent höheres Sterblichkeitsrisiko durch Herz-Kreislauf-Erkrankungen als jene mit weniger als vier Stunden Sitzdauer pro Woche im Auto.

Ein Blick auf die Verbreitung des Fernsehens in unserer Bevölkerung zeigt, dass diese Art des Zeitvertreibs das am weitesten verbreitete Freizeitverhalten darstellt. Folglich erweist sich für wissenschaftliche Untersuchungen die Fernsehzeit als ein zuverlässiger Indikator für die durchschnittliche tägliche Sitzdauer. Das haben sich viele Studien zum freizeitbezogenen Sitzen zunutze gemacht. Diese Untersuchungen verglichen das Sterblichkeitsrisiko für Personen, die täglich viele Stunden mit Fernsehen verbrachten, mit dem von Personen, die wenig fernsahen. Erstaunlicherweise beobachtete man für die Vielgucker ein um bis zu 34 Prozent erhöhtes Risiko für die Gesamtsterblichkeit! In Analysen der Dosis-Wirkungs-Beziehung stellte sich heraus, dass das Herz-Kreislauf-Sterberisiko mit jeder zweistündigen Erhöhung des täglichen Sitzens um jeweils 17 Prozent anstieg. Es bestand sogar eine gewisse Tendenz zu einer erhöhten Krebssterblichkeit durch übermäßig langes Sitzen, obwohl die Datenlage hier etwas schwächer ausfiel.

Somit lässt sich festhalten, dass die Vielsitzerei nicht bloß das Risiko der Erstentstehung von Herz-Kreislauf- und Krebserkrankungen erhöht, sondern auch deren Sterberisiko. Daraus ließe sich folgern, dass übermäßig langes Sitzen den Verlauf einer bereits eingetretenen Herz-Kreislauf- oder Krebserkrankung negativ beeinflusst. Handfeste Daten sind aktuell jedoch nur spärlich vorhanden und verlässliche Angaben daher nicht möglich. Ob und inwieweit sich übermäßiges Sitzen nachteilig auf den Krankheitsverlauf bei Patienten mit einer Herz-Kreislauf- oder Krebserkrankung auswirkt, wird jedoch derzeit in verschiedenen Untersuchungen an großangelegten Patientenkollektiven untersucht.

Dass das Dauersitzen nicht nur auf eine erhöhte Herz-Kreislauf- und Krebssterblichkeit beschränkt ist, belegen Daten einer US-amerikanischen Studie, aus der hervorgeht, dass Personen mit hohem Fernsehkonsum auch ein erhöhtes Sterblichkeitsrisiko durch Diabetes, chronisch obstruktive Lungenerkrankung, Lungenentzündung, Parkinson'sche Erkrankung, Leberzirrhose und sogar Selbstmord zeigen. Diese Daten legen nahe, dass die Vielfalt der durch zu hohen Fernsehkonsum bedingten, zum Tode führenden Erkrankungen bisher unterschätzt wurde.

Die vorhandenen Studien zum Sitzen bei Transportwegen und zu freizeitbezogenem Sitzen basierten auf Selbstangaben, d.h. die Schätzung der durchschnittlich mit Sitzen verbrachten Zeit war subjektiver Natur. Diese Tatsache war in der Vergangenheit immer wieder Anlass, Studienergebnisse anzuzweifeln bzw. deren Glaubwürdigkeit in Frage zu stellen. Inzwischen hat sich die Studienqualität jedoch dahingehend verbessert, dass die Daten mittlerweile auch auf objektiven Erhebungen der täglichen Sitzdauer durch Bewegungssensoren bzw. Akzelerometern basieren (s. auch Kapitel „Über Sitzmesser und andere Gerätschaften, die das Sitzen messen"). Diese Studien bestätigen weitgehend die Ergebnisse früherer, auf Selbstangaben beruhender Erhebungen.

Eine weitere Kritik an Studien zum Thema Sitzen und Sterblichkeitsrisiko besteht darin, dass Personen, die täglich viel sitzen, ein höheres Körpergewicht aufweisen als solche, die wenig sitzen. Und da Übergewicht und Adipositas bekanntermaßen einen Risikofaktor für die frühzeitige Sterblichkeit darstellen, ließen sich die beobachteten Zusammenhänge zwischen Sitzen und Sterblichkeit theoretisch auch durch das Körpergewicht erklären. Tatsache ist jedoch, dass vorliegende Studien diesen Punkt sehr wohl im Blick hatten und vorsorglich den möglichen Störfaktor „Körpergewicht" aus den statistischen Datenanalysen herausrechneten. In ähnlicher Weise ist hohe körperliche Aktivität meist sowohl mit einer niedrigen Sitzdauer als auch mit einer geringeren Sterblichkeit assoziiert. Lässt man diese Effekte der körperlichen Aktivität in der statistischen Analyse außer Acht, kann die Beziehung zwischen Sitzen und Sterblichkeitsrisiko verzerrt werden. Bisherige Studien zum Thema Sitzen und Sterblichkeit haben jedoch wohlwissend dieser Tatsache Sorge getragen und den Effekt des möglichen Störfaktors „körperliche Aktivität" in der Datenanalyse berücksichtigt.

Vielleicht haben Sie sich nun folgende interessante Frage gestellt: Inwieweit kann jemand, der täglich acht Stunden oder mehr mit Sitzen verbringt, sein erhöhtes Sterblichkeitsrisiko durch sportliche Aktivität ausgleichen? Genau dieser spannenden Frage ist man in einer aktuellen Studie nachgegangen. Es zeigte sich, dass Personen, die mehr als acht Stunden pro Tag im Sitzen verbrachten, kein erhöhtes Sterblichkeitsrisiko besaßen, wenn sie dafür täglich etwa 60 bis 75 Minuten körperlich aktiv waren. Dieses Ergebnis macht deutlich, dass es gelingt, das durch Sitzen erhöhte Sterblichkeitsrisiko durch regelmäßige körperliche Aktivität zu beseitigen. Dies ist besonders für solche Personen relevant, für die tägliches stundenlanges Sitzen aus beruflichen Gründen unausweichlich ist, wie beispielsweise Berufskraftfahrer.

Zusammenfassend lässt sich feststellen, dass übermäßiges Sitzen mit einem erhöhten Risiko für die Gesamtsterblichkeit und die Sterblichkeit durch Herz-Kreislauf-Erkrankungen einhergeht. Es besteht ebenfalls eine Beziehung zwischen Sitzen und Krebssterblichkeit, aber diese ist nicht sonderlich stark ausgeprägt. Erste Daten legen nahe, dass Dauersitzen nicht bloß auf das Risiko von Herz-Kreislauf-Sterblichkeit und Krebssterblichkeit begrenzt ist, sondern auch mit einem erhöhten Risiko von Sterblichkeit durch andere Ursachen, wie beispielsweise Diabetes oder Lungenerkrankungen, einhergeht. Die beobachteten Zusammenhänge zwischen Sitzen und Sterblichkeitsrisiko bestehen unabhängig von der Körperfettmasse und der körperlichen Aktivität. Erfreulicherweise zeigen Personen, die mindestens eine Stunde pro Tag körperlich aktiv sind, kein erhöhtes Sterblichkeitsrisiko, selbst wenn sie mehr als acht Stunden pro Tag sitzen.

Ein sitzender Lebensstil stellt also eine nicht unerhebliche Gefahr für unsere körperliche und geistige Gesundheit dar. Langandauerndes Sitzen führt – bereits nach kurzer Zeit – zu einer ganzen Reihe an physiologischen Veränderungen, die sich auf lange Sicht wiederum nachteilig auf unsere Gesundheit auswirken können. Je mehr und je länger wir sitzen, desto höher ist unser Risiko, an Volkskrankheiten wie Diabetes, Herz-Kreislauf-Erkrankungen, Übergewicht und einigen Krebserkrankungen zu erkranken. Wir riskieren dadurch nicht nur Einbußen unserer Lebensqualität, sondern sogar unser Leben durch vorzeitiges Versterben. Die Zeitbombe tickt also laut und deutlich!

Das sitzt! Das Wichtigste in Kürze: Was passiert beim Sitzen mit und in unserem Körper?

- Langes und ununterbrochenes Sitzen gefährdet unsere Gesundheit.
- Langandauerndes Sitzen setzt eine ganze Reihe an physiologischen Prozessen, wie z.B. eine Steigerung von Appetit und Blutdruck, in Gang, die unsere Gesundheit auf lange Sicht beeinträchtigen können.
- Langes und ununterbrochenes Sitzen erhöht das Risiko für die Entstehung von Volkskrankheiten, darunter: Diabetes mellitus Typ II, koronare Herzkrankheit, Schlaganfall, Übergewicht und Depression.
- Diese Erkrankungen tragen zu einem großen Teil der Krankheitskosten in Deutschland bei. Sitzen und Bewegungsmangel kommen uns also teuer zu stehen.
- Auch wenn langes Sitzen nicht so viel mit Rückenschmerzen zu tun hat wie oft vermutet, schadet es dennoch unserem Bewegungsapparat.
- Krebszellen mögen langes Sitzen: Vielsitzer haben ein erhöhtes Risiko, an Brustkrebs, Gebärmutterschleimhautkrebs und Dickdarmkrebs zu erkranken.
- Bei älteren Menschen kann langandauerndes und ununterbrochenes Sitzen zu einer Einschränkung von Lebensqualität, Funktionalität und Mobilität führen.
- Durch langes und ununterbrochenes Sitzen steigt das Risiko, vorzeitig zu versterben.

3

Wie wir wieder auf die Beine kommen

Nachdem wir uns im ersten Teil dieses Buches bewusst gemacht haben, wie viel Zeit wir eigentlich tagtäglich „absitzen“, haben wir nun erfahren, wie und warum eben dieses übermäßige Dauersitzen unsere Gesundheit in vielerlei Hinsicht gefährden kann. Was fangen wir aber mit dieser Erkenntnis an? Und vor allem: Wie kommen wir wieder auf die Beine?

Als vernunftbegabter *Homo sapiens* wollen wir der Versuchung – oder eher der Gewohnheit – des *Homo sedens* widerstehen und versuchen, die logische Konsequenz daraus zu ziehen und lange Sitzphasen in Zukunft insgesamt reduzieren und häufiger unterbrechen. Damit geht es nun also ans Eingemachte: an die praktische Umsetzung unseres überaus vernünftigen Vorhabens! Oder anders gesagt: an das mühsame Lösen der vier Buchstaben von der Sitzfläche, um (wieder) auf unseren zwei Beinen zu stehen.

Nur wie? Ist es ausreichend, unser tägliches Sitzverhalten zu überdenken und gegebenenfalls einige Aspekte daran zu ändern? Oder müssen wir den Aufstand proben und flächendeckend den Austausch von Schreibtischen gegen Stehpulte fordern?

Zunächst einmal werden wir uns dem Bereich widmen, auf den jeder von uns selbst einwirken kann: also das eigene Sitzen. Dennoch ist auch der Einfluss, den soziale Faktoren und unsere Umwelt auf uns und damit auf unser Sitzverhalten haben, nicht zu unterschätzen. Diesen Aspekten werden wir uns in Kapitel 4 widmen.

In diesem Kapitel wollen wir Ihnen Tipps und Tricks mit an die Hand geben, wie Sie mit gezielten Aufständen und mehr Bewegung einen Teil Ihrer abgesessenen Zeit ersetzen können. Dass einem dabei manche Ideen mehr zusagen als andere, ist selbstverständlich. Ebenso, dass sich die Anregungen, die für den Einzelnen am besten umsetzbar sind, von Person zu Person unterscheiden. Daher sind die nachfolgenden Kapitel vor allem dazu gedacht, Ihnen einen Überblick über die unterschiedlichsten Maßnahmen zu geben – von denen Sie sich wiederum diejenigen aussuchen, die sich in Ihrem Alltag am besten einsetzen lassen.

Wenn Sie dieses Buch bis hierher im Sitzen gelesen haben, stehen Sie ziemlich sicher nicht alleine da. Aber jetzt heißt es: Ziele setzen – umsetzen – Aufstand proben!

Ziele setzen gegen Dauersitzen

Konzepte der Motivierung und Verhaltensänderung sind ausschlaggebend für das Erzielen positiver Effekte durch weniger Sitzen bzw. mehr Bewegung. Motivierung kann von außen (z.B. durch Eltern, Lehrer, Ärzte, Freunde) oder von innen (Selbstmotivierung) kommen. Betrachten Sie dieses Buch als hilfreich für beides: Indem wir Sie über den gesundheitsgefährdenden sitzenden Lebensstil aufklären (Motivierung von außen), versuchen wir – in unserer Funktion als Mediziner und Wissenschaftler – Ihre Motivation durch Wissensvermittlung anzusprechen und zu steigern. In Bezug auf das Thema Sitzen möchten wir Ihnen darüber hinaus mit dem Zielsetzungstraining und dem planenden Selbstgespräch zwei Grundtechniken der Selbstmotivierung mit an die Hand geben und damit Ihre „Motivierung von innen“ unterstützen.

Das Zielsetzungstraining stellt – wie der Name schon sagt – das Bewusstwerden bzw. Formulieren der eigenen Ziele in den Vordergrund. Um jedoch möglichst klare, eindeutige und umsetzbare Ziele formulieren zu können, sollten Sie sich in Bezug auf das Sitzen zunächst einmal ausgiebig Gedanken zu den folgenden vier Punkten machen:

- Wie viel Zeit verbringen Sie an einem „normalen" Tag mit sitzenden Tätigkeiten? Wie unterscheidet sich dabei ein Arbeitstag von einem freien Tag?
- In welchem Bereich verbringen Sie am meisten Zeit mit Sitzen (in der Arbeit, in Transportmitteln, in der Freizeit)?
- In welchem dieser Bereiche bzw. bei welcher sitzenden Tätigkeit sehen Sie am meisten Spielraum für Veränderungen Ihres Sitzverhaltens?
- Wie könnten diese Veränderungen konkret aussehen, d.h. wie könnten Sie langandauernde sitzende Tätigkeiten am besten reduzieren oder häufiger unterbrechen?

Notieren Sie Ihre Gedanken. Anhand dieser Stichpunkte können Sie nun darüber nachdenken, wann, wie, mit wem, wie oft und zu welcher Gelegenheit Sie das Sitzen am besten reduzieren bzw. unterbrechen können. Halten Sie auch diese Punkte schriftlich fest und formulieren Sie daraus möglichst klare und eindeutige Ziele für sich selbst. *Setzen Sie sich konkrete Ziele gegen das Sitzen!* Heben Sie diese Liste gut auf und ergänzen Sie sie im Laufe der weiteren Lektüre.

Ein Beispiel: Herr Stefan Vielsitz wohnt im Randbezirk einer deutschen Großstadt und arbeitet in einem mittelständischen Unternehmen am anderen Ende der Stadt. Unter der Woche verbringt er die meiste Zeit mit sitzenden Tätigkeiten während der Arbeit (ca. sechs Stunden pro Tag), in Transportmitteln (ca. eineinhalb Stunden pro Tag) sowie auf dem heimischen Sofa (ca. eine Stunde pro Tag). (Denken Sie nicht, Stefan Vielsitz sei kein Freund von Bewegung! Er geht mindestens dreimal pro Woche Joggen und ist am Wochenende gerne beim Wandern unterwegs.) Am meisten Spielraum für Veränderungen im Hinblick auf eine Verringerung der Gesamtsitzzeit sowie auf häufigere Unterbrechungen des Sitzens sieht Stefan Vielsitz am Arbeitsplatz. Dazu hat er sich überlegt, seinen Kolleginnen und Kollegen in Zukunft häufiger persönliche Besuche abzustatten, anstatt sie telefonisch oder per E-Mail zu kontaktieren. Außerdem möchte er ab sofort versuchen, während Telefonaten immer aufzustehen. Stefan Vielsitz hat sich zunächst also folgende zwei konkrete Ziele gegen das Sitzen gesetzt:

Ziel Nr. 1) Anstatt Kollegen im Haus per E-Mail oder telefonisch zu kontaktieren, gehe ich persönlich in ihrem Büro vorbei, um offene Punkte kurz mit ihnen zu besprechen.

Ziel Nr. 2) Bei jedem Anruf stehe ich auf und versuche, möglichst während des gesamten Telefonats zu stehen oder in leichter Bewegung zu sein.

Stefan Vielsitz ist ein gut organisierter und zielorientierter Mensch und hat sich im Rahmen des Zielsetzungstrainings und im Hinblick auf den Risikofaktor Sitzen eine Tabelle angelegt:

Meine Sitzzeiten pro Tag nach Bereichen		Am meisten Spielraum für Veränderungen	Welche Veränderungen?
Arbeitsplatz	6 Stunden	X	- im Haus: weniger E-Mails/ Telefonanrufe → mehr persönliche Treffen - bei Telefonaten: (auf)stehen
Transport-mittel	1 ½ Stunden		
Sofa	1 Stunde		
Gesamt	8 ½ Stunden		

Im Laufe der weiteren Lektüre werden Stefan Vielsitz sicherlich noch einige weitere Möglichkeiten einfallen, die ihm praktikabel erscheinen und mit denen er das Sitzen Stück für Stück reduzieren kann. Diese wird er in seine Liste einfügen, um weitere Ziele daraus zu formulieren.

Das Bewusstwerden, Formulieren und Aufschreiben von Zielen ist also einer der ersten Schritte im Zielsetzungstraining. Mit dem alleinigen Aufschreiben auch noch so klarer und machbarer Ziele ändert sich in aller Regel jedoch noch nicht viel – außer dass diese dann schwarz auf weiß auf Papier stehen! Schließlich wollen diese Ziele auch erreicht werden! Und zwar nicht nur heute und morgen, sondern auch in den nächsten Wochen, Monaten und Jahren! Das heißt wiederum, Ziele wollen langfristig umgesetzt und überprüft werden.

Herr Vielsitz macht das so: In der ersten Woche, nachdem er sich seine beiden Ziele aufgeschrieben hat, überprüft er vor jeder E-Mail, die er schreibt, bzw. vor jedem Anruf, den er tätigt, ob der jeweilige Ansprechpartner nicht im Hause sitzt und er ihn zu einem passenden Zeitpunkt persönlich aufsuchen kann. An jedem Arbeitstag notiert er sich die Anzahl der persönlichen Gespräche, die er statt eines Telefonats bzw. statt einer E-Mail geführt hat. Ebenso führt er eine Strichliste darüber, wie häufig er bei einem Telefonat sein gesetztes Ziel erreicht hat und aufgestanden ist bzw. wie häufig er sitzen geblieben ist. Sogar die Dauer der Telefonate im Stehen notiert er sich. Nachdem Herr Vielsitz nach einer Woche anhand seiner Beobachtungen einen guten Überblick darüber bekommen hat, wie häufig er seine Ziele erreicht, kontrolliert er seine Ziele in den folgenden Wochen immer einmal wöchentlich. Herr Vielsitz macht das am liebsten mittwochs nach der Mittagspause, denn wenn er merkt, dass er in den vergangenen zwei Tagen noch nicht so erfolgreich in der Umsetzung seiner Ziele war, dann kann er dies in den übrigen Wochentagen noch ändern.

Erscheint Ihnen die Überprüfung der Ziele von Herrn Vielsitz etwas zu umständlich und zeitaufwendig? Seien Sie unbesorgt: Zum einen sind Strichlisten schnell geführt (im Übrigen kommen wir gleich noch auf den Punkt zu sprechen, warum Zeitmangel kein besonders überzeugendes Argument gegen Aufstehen ist). Zum anderen können Sie diese ad acta legen, sobald Sie Ihre Ziele auf lange Sicht erfolgreich in den Alltag integriert haben. Aber Achtung: Spätestens dann ist der Zeitpunkt erreicht, sich wieder neue Ziele zu setzen.

Noch ein kleiner Tipp zum besseren Erreichen Ihrer Ziele: Verleihen Sie Ihren Zielen eine gewisse Alltagsbindung. Das heißt, integrieren Sie Ihre Aufstände und andere Bewegungen in alltägliche Abläufe oder Gewohnheiten – dadurch steigt die Wahrscheinlichkeit, dass die Ziele auch umgesetzt werden! Herrn Vielsitz ist das dadurch gelungen, dass er die alltäglichen Telefongespräche in der Arbeit seither fast ausschließlich im Stehen bzw. in Bewegung durchführt. Telefonieren ist bei Herrn Vielsitz damit direkt mit Stehen verbunden. Übrigens ist bei Herrn Vielsitz das bewegte Telefonieren so zur Gewohnheit geworden, dass er auch alle privaten Telefongespräche mittlerweile in Bewegung – am liebsten im Umhergehen – durchführt. Dabei kommen ihm schnurlose Telefone und Smartphones durchaus entgegen – so sehr er auch das schnurgebundene Nostalgietelefon mit der dazugehörigen Telefonsitzbank bei seinen Großeltern geliebt hat.

Eine weitere Technik zur Selbstmotivierung, die Ihnen dabei helfen kann, das Sitzen im Alltag zu reduzieren und häufiger zu unterbrechen, ist das planende Selbstgespräch. Keine Angst, dabei geht es nicht darum, dass Sie in Zukunft vor oder während einer geplanten Sitzpause lauthals Selbstgespräche führen sollen! Nein, vielmehr beinhaltet das planende Selbstgespräch eine Art mentale Vorbereitung auf sämtliche Schritte einer geplanten Handlung. Diese sollen – kurz bevor sie ausgeführt werden – einmal im Kopf durchgegangen werden. Am besten führen Sie sich die dazugehörigen Bilder gedanklich vor Augen. Jeder Aufstand beginnt damit im Kopf!

Herr Vielsitz, der nun eher schon Herr Mittlerweile-nicht-mehr-ganz-so-Vielsitz heißen sollte, hat sich dazu folgendes überlegt: Auf jeder Fahrt mit den öffentlichen Verkehrsmitteln zur Arbeit bzw. nach Hause verbringt er die ersten 30 Minuten mit dem Lesen der Tageszeitung – und zwar gemütlich im Sitzen. Während er die Zeitung schließt und einpackt, sagt er im Stillen zu sich: „Ich werde jetzt aufstehen und die übrigen 15 Minuten Fahrtzeit im Stehen verbringen." Herr Vielsitz steht also auf und begibt sich in das Zwischenabteil, wo er – je nach verfügbarem Platz – sogar ein bisschen umherlaufen kann. Nachdem er ausgestiegen ist, geht er die letzten paar Hundert Meter zu Fuß zur

Arbeit. In Gedanken geht er dabei folgenden Ablauf durch: „Ich werde gleich mein Büro betreten. Nachdem ich meine Jacke aufgehängt habe, gehe ich zum Postfach und hole meine Post ab. Die nehme ich mit ins Büro und lese sie im Stehen oder gar im Herumlaufen. Anschließend sehe ich nach, welche Telefongespräche ich zu führen habe, und erledige diese im Stehen." Diese konkrete Vorstellung der Handlungsabläufe, die mit Betreten des Büros einsetzen, hilft Herrn Vielsitz dabei, diese dann kurze Zeit später bei tatsächlichem Betreten des Büros auch wirklich umzusetzen.

Versuchen Sie es doch einmal mit einer der beschriebenen Techniken. Setzen Sie sich konkrete Ziele gegen das (Dauer-)Sitzen und arbeiten Sie an deren Umsetzung!

Warum die Ausrede Zeitmangel beim Sitzen nicht zählt

„Ich habe keine Zeit, dreimal pro Woche Joggen zu gehen!" – dieses Argument kommt dem einen oder anderen vielleicht bekannt vor.

„Mir fehlt einfach die Zeit, um weniger zu sitzen!", hört man hingegen nicht so häufig. Ebenso: „Aufstehen dauert immer so lange!" Sie merken schon: Das typische Zeitmangel-Argument, das immer wieder gerne gebracht wird, um sich – sich selbst und anderen gegenüber – dafür zu rechtfertigen, warum man nicht sportlich aktiver ist, zieht beim Sitzen nicht so sehr.

Nun ist dieses Buch kein Sportratgeber – obwohl wir ganz klar Befürworter der körperlichen und sportlichen Aktivität sind! Im Kapitel „Über bewegtes Sitzen *oder* Wie man richtig sitzt" werden wir Ihnen jedoch zumindest einige und in Bezug auf das Sitzen relevante Aspekte von Bewegung und Aktivität erläutern, wie z.B. das bewegte Sitzen. Vorrangig geht es in diesem Buch jedoch darum, wie Sie das Sitzen insgesamt in Ihrem Alltag reduzieren können und durch einfache und leichte Aktivitäten wie Stehen oder Gehen ersetzen können. Einige wenige (und darüber hinaus noch nicht einmal anstrengende) Bewegungsabläufe in den Alltag – und somit in die (sitzenden) Tätigkeiten, die wir ohnehin ausführen – zu integrieren, ist mit deutlich weniger zeitlichem und organisatorischem Aufwand verbunden, als regelmäßig(er) Sport zu treiben.

Nun benutzen Sie dieses Argument aber bitte nicht gegen den Sport! Regelmäßige körperliche Aktivität ist in vielerlei Hinsicht gut für Ihre Gesundheit und wirkt sich sowohl auf eine bessere Schlafqualität als auch auf eine Verbesserung verschiedener Gehirnfunktionen aus! Auch können Sie dadurch das Risiko, an Erkrankungen des Herz-Kreislauf-Systems wie Herzinfarkt und Schlaganfall ebenso wie das Risiko, an Diabetes mellitus zu erkranken, senken. Regelmäßige körperliche Aktivität trägt darüber hinaus zu positiven Effekten wie Gewichtskontrolle, Senkung des Blutdrucks und verbesserten Cholesterinspiegeln bei. Auch das Risiko, an einigen Krebsarten wie beispielsweise Brustkrebs bei Frauen oder Darmkrebs, zu erkranken, wird durch körperliche Aktivität reduziert. Darüber hinaus haben Bewegung und Sport positive Effekte auf die Knochen- und Muskelgesundheit. Auch auf die psychische Gesundheit und die kognitive Leistung wirkt sich körperliche Aktivität durchaus positiv aus. 150 Minuten pro Woche körperlicher Aktivität von moderater bis hoher Intensität (dazu gehört zügiges Gehen ebenso wie Joggen oder Bergwandern) senken Ihr Risiko, frühzeitig an führenden Todesursachen wie Herzinfarkt und Schlaganfall, aber auch an einigen Krebserkrankungen zu versterben.

Soviel nur am Rande zu den Vorteilen von Bewegung und Sport für Ihre Gesundheit. Im Gegensatz zu einem mehr oder weniger großen inneren Schweinehund, der überwunden werden muss, wenn man ernsthaft das Ziel verfolgt, mehr Sport zu treiben, geht es bei der Reduktion des Sitzens weniger um das Überwinden eines Schweinehundes als um den Kampf gegen den inneren Sitzteufel.

Sitzteufel – was soll das denn sein? Stellen Sie sich ein kleines garstiges Wesen vor, das Ihnen immer wieder einredet: „Ich will sitzen! Sitzen!! SITZEN!!!" Dummerweise ist dieses Teufelchen ein kluges Kerlchen, das nur in den seltensten Fällen laut schreit, sondern in aller Regel eher still und beständig an Ihrem (Unter-)Bewusstsein arbeitet, mit dem Ziel, dass Sie auch ja keine Sitz-Gelegenheit auslassen. Insbesondere die Lektüre des ersten Kapitels dieses Buchs hat bei Ihnen vielleicht bereits dazu geführt, das ständige Flüstern dieses Teufelchens zumindest etwas häufiger wahrzunehmen.

Im Folgenden wollen wir versuchen, dem Sitzteufel den Kampf anzusagen, und ihn davon überzeugen, dass es weder für seine noch für unsere Gesundheit gut ist, lange und ununterbrochen zu sitzen.

Wo man auch nicht unbedingt sitzen muss

Bei Vorträgen und Vorlesungen zum Thema Sitzen kommen bei den Zuhörern häufig Fragen auf wie „Soll ich jetzt etwa im Stehen essen?" oder „Muss ich jetzt immer ein schlechtes Gewissen haben, wenn ich mich beim Bus- oder Bahnfahren hinsetze?" oder „Darf ich nun nicht mal mehr im Sitzen Zeitunglesen?" Die Antwort auf diese Fragen lautet ganz klar: Nein! Weder geht es darum, dass wir Ihnen das Zeitunglesen auf dem Sofa, das gemeinschaftliche Essen am Tisch oder den nächsten Theater- oder Kinobesuch vermiesen wollen. Auch ist nichts dagegen einzuwenden, es sich einfach mal auf den vier Buchstaben bequem zu machen und dabei alle Fünfe gerade sein zu lassen.

Es gibt jedoch auch Aktivitäten, die wir gewohnheitsmäßig und ganz bequem im Sitzen erledigen, obwohl das Sitzen dabei sogar hinderlich für die erfolgreiche Ausführung der Aktivität ist und sich obendrein auf lange Sicht schlecht auf unsere Gesundheit auswirkt. Ein prominentes Beispiel dafür ist das Auf-der-Toilette-Sitzen.

Im Gegensatz zu einer Vielzahl an Mitmenschen weltweit, die das Entleeren von Blase und Darm in der Hocksitzhaltung erledigen, werden wir hierzulande schon im Kindesalter an die regelgerechte Nutzung einer Sitztoilette gewöhnt – und je früher wir das erlernen, desto besser. Außer für die wenigen Male, bei denen wir unser (großes) Geschäft dringend im Freien erledigen müssen und dann wie von selbst die Hocksitzhaltung einnehmen, sind wir in aller Regel froh, wenn wir es uns für unsere Sitzung – mit oder ohne Lesestoff – auf einer möglichst sauberen Sitztoilette bequem machen können. Nun hatten wir ja bereits erwähnt, dass die Sitzhaltung, die wir hierzulande in aller Regel für das Entleeren von Blase und Darm einnehmen, nicht unbedingt der natürlichsten Haltung entspricht – und daher leider auch in keinster Weise die physiologische Darmentleerung fördert. Während der Darm im Sitzen von dem sogenannten Puborektalmuskel so umschlungen wird, dass eine Art Knick entsteht, wirkt das Hocken diesem Knick entgegen, sodass der Austrittskanal eine Gerade bildet.

Das führt auch dazu, dass für die Entleerung des Darmes im Hocken deutlich weniger Druck und Kraft aufgebracht werden muss als im Sitzen – was wiederum das Risiko für die Entstehung von Hämorrhoiden senkt, Verstopfung vorbeugt und das Herz-Kreislauf-System schützt.

Probieren Sie es doch einmal aus und machen auch hier den Selbstversuch, indem Sie aus dem täglichen Stuhlgang im Sitzen einen sogenannten „Hockstuhl“ machen.

Im Übrigen bedeutet das nicht, dass Sie fortan Ihre (Sitz-) Toilette nicht mehr benutzen dürfen oder sich gar auf den Toilettensitz hocken sollen. Ein kleiner Hocker, auf dem Sie Ihre Füße, während Sie auf der Toilette sitzen, abstellen können, bringt Sie in eine der Hockposition ähnliche Haltung, die sich günstig auf eine rasche und vollständige Darmentleerung ohne übermäßiges Pressen auswirkt.

Auf dem Markt gibt es mittlerweile diverse eigens für das Hochstellen der Füße beim Toilettengang entwickelte Hocker. Natürlich eignet sich aber jeder herkömmliche Hocker bzw. jede andere Vorrichtung, die das erhöhte Abstellen der Füße vor der Toilette ermöglicht – auch wenn man sich damit „nur“ in einer passiven Hockhaltung befindet, die die echte Hocke nur nachahmt.

Vielleicht schrecken Sie dann bei Ihrer nächsten Reise in eines der vielen Länder, in denen Hocktoiletten zur Grundausstattung gehören, vor deren aktiver Benutzung nicht gleich zurück. Sollten Sie zufällig gerade über die Innenausstattung Ihres Eigenheims nachdenken, würde eine Gästetoilette in Form einer (möglichst ansprechenden) Hocktoilette nicht nur Ihrer Gesundheit und der Gesundheit Ihrer Gäste gut tun, sondern von Weltoffenheit und Interkulturalität zeugen. Das Gleiche gilt natürlich auch bei der Ausstattung von häufig frequentierten Toiletten im öffentlichen Bereich. Für den Fall, dass das Hocken zwar nicht Ihre bevorzugte Position beim Toilettengang darstellt, Sie dem Hocken an sich aber nicht abgeneigt sind, ergeben sich sicherlich einige andere Situationen, die Sie gut und gerne im Hocken verbringen können. So spricht beispielsweise nichts gegen Zähneputzen oder Unkrautjäten im Hocken – und auch kleine Kinder freuen sich darüber, wenn man sich hockend zu ihnen auf Augenhöhe begibt.

Nun haben wir ja gesagt, dass wir nicht dogmatisch empfehlen wollen, ab sofort jegliche sitzende Aktivität im Stehen, Hocken oder in Bewegung durchzuführen. Selbiges gilt natürlich auch für den Toilettengang. Dennoch möchten wir Sie dazu motivieren, es bei Gelegenheit zumindest einmal auszuprobieren. Auch ein geruhsamer Imbiss am Stehtisch ist einen Versuch wert. Und sicherlich hat der eine oder andere nichts dagegen, beim nächsten Theaterbesuch durch den Kauf von Stehplatzkarten ein paar Euro einzusparen. Letzten Endes bleibt es aber natürlich jedem selbst überlassen, in welcher Position er sein Geschäft erledigt, dem Theaterbesuch beiwohnt, seinen Partner küsst oder Nahrung zu sich nimmt.

Aber um eben nicht zum dauerhaften *Homo sedens* zu werden, ist es schlicht und ergreifend notwendig, hin und wieder den Aufstand zu proben und sich die eigenen zwei Beine zunutze zu machen. Sie werden sehen, es ist gar nicht so schwierig, in einigen wesentlichen Bereichen des alltäglichen Lebens regelmäßig den Aufstand zu proben: angefangen bei der Arbeit, über den Weg dorthin ebenso wie im privaten Umfeld zu Hause. Auch wenn das kaum vorstellbar erscheint: Sogar Hausaufgaben und andere Schreibtischtätigkeiten können einen vom Hocker hauen! In welchen Bereichen Sie am ehesten etwas gegen Dauersitzen tun können, ohne dabei grundsätzlich auf das Sitzen verzichten zu müssen, und welche Tipps und Tricks Ihnen dabei helfen können, wieder auf die Beine zu kommen, lesen Sie jetzt.

Über Fortbewegung im Sitzen

Die Tatsache, dass wir uns mit dem Flugzeug rasend schnell fort*bewegen* können, ohne dabei auch nur einen Schritt zu tun, trägt zu einer hohen örtlichen Flexibilität bei – was sowohl privaten Urlaubsreisen als auch dienstlichen Geschäftsreisen zugute kommt. Allerdings kann diese Art der Fortbewegung insbesondere bei Vielfliegern und Langstreckenfliegern zu einer hohen Sitzzeit führen. Gleiches gilt natürlich auch für Fernreisen mit Bus oder Bahn. Machen Sie es sich daher zur Gewohnheit, lange Reisen im Sitzen etwa alle 30 bis 60 Minuten mit etwas Bewegung zu unterbrechen. Vertreten Sie sich die Füße ein bisschen auf dem Gang des Flugzeugs oder machen Sie einen kleinen Spaziergang durch den Zug. Falls Ihnen Ihr schlafender Sitznachbar den Weg zum Gang versperrt, werden Sie sitzend aktiv und bewegen sich so viel wie möglich auf Ihrem Platz. Tipps und Tricks dazu lesen Sie im Kapitel „Über bewegtes Sitzen *oder* Wie man richtig sitzt".

Auch ist es heutzutage durchaus weit verbreitet, dass sich der Arbeitsplatz nicht in unmittelbarer Nähe zum Wohnort befindet und damit nicht zu Fuß oder mit dem Fahrrad erreichbar ist. Aber nicht nur das tägliche Pendeln von Berufstätigen führt zu langen Sitzzeiten, auch private Fahrten zu Familie, Freunden und Freizeitaktivitäten können zu einer erheblichen Zeit an ununterbrochenem Dauersitzen beitragen. Wo auch immer wir uns hinbewegen, häufig sind wir dafür auf das Auto oder öffentliche Verkehrsmittel angewiesen.

Wenn Sie sich mit öffentlichen Verkehrsmitteln fortbewegen, ist es durchaus möglich, dass Sie hin und wieder zu denjenigen gehören, die in Bus oder Bahn einen Sitzplatz ergattern. Haben Sie schon einmal in Erwägung gezogen, diesen nach der Hälfte Ihrer Fahrtzeit an einen weiteren Fahrgast abzugeben? Ob Sie ihm dabei noch mitteilen, dass übermäßiges Sitzen schädlich für die Gesundheit ist, bleibt natürlich Ihnen überlassen.

Neben der Möglichkeit des Aufstehens bietet die Benutzung öffentlicher Verkehrsmittel im Vergleich zum Auto noch einen weiteren Vorteil, und zwar den Weg, der zur bzw. von der Haltestelle zurückgelegt wird. Häufig wird dieser aktiv gestaltet, das heißt zum Beispiel durch Laufen oder Radfahren.

Nutzen Sie diese Möglichkeiten voll aus! Vielleicht haben Sie ja sogar auf dem Rückweg von der Arbeit nach Hause noch einen kleinen Zeitpuffer und wollen eine Haltestelle früher aussteigen und den restlichen Weg nach Hause laufen und dabei noch ein bisschen frische Luft schnappen und auf andere Gedanken kommen.

Aber nicht nur die öffentlichen Verkehrsmittel bieten Bewegungsraum, auch wer das Auto nutzt, muss damit nicht zwingend bis vor die (Haus-)Tür fahren.

Genauso ist es möglich, das Auto nicht direkt vor dem Arbeitsplatz zu parken und stattdessen noch ein paar Schritte ins Büro zu laufen. Wenn dies ohnehin der Fall ist, da die am nächsten liegenden und damit meist begehrtesten Parkplätze häufig schon belegt sind, dann sehen Sie darin das Positive – vor allem für Ihre Gesundheit! Die Zeit, die Sie in diese paar Schritte investieren, ist keinesfalls verlorene Zeit – im Gegenteil!

Es versteht sich von selbst, dass vom Aufstehen während der Autofahrt tunlichst abgeraten wird! Zumindest derzeit noch – wer weiß, ob sich die technischen Fortschritte im Bereich des autonomen Fahrens nicht vielleicht in Zukunft zugunsten unserer Gesundheit im Sinne von mehr Bewegungsfreiheit während der Autofahrt auswirken. Bei langen Autofahrten sollten Sie Ihre Fahrt daher am besten kurz unterbrechen, aussteigen und sich dabei ein bisschen die Beine vertreten. Ob Sie dabei einfach um das Auto herumlaufen, ein paar Dehnübungen durchführen, sich einen Kaffee holen oder eine Pinkelpause einlegen, sei Ihnen überlassen. Als Faustregel kann gelten: machen Sie alle 60 bis 90 Minuten eine kurze Pause von einigen Minuten.

Wenn Sie die Möglichkeit haben, auf das Auto zu verzichten – sei es hin und wieder oder sogar regelmäßig – dann tun Sie dies! Es tut nicht nur Ihrer Gesundheit gut, sondern auch der Umwelt – und damit wiederum der Gesundheit anderer Menschen – sowohl jetzt als auch in der Zukunft. Wenn Sie es schaffen, zumindest einen Teil Ihrer täglichen Wegstrecken zu Fuß oder mit dem Rad zurückzulegen, schlagen Sie damit gleich (mindestens) zwei Fliegen mit einer Klappe:

1. Sie erreichen Ihr Ziel, weniger zu sitzen.
2. Sie erreichen relativ schnell die Mindestempfehlung von 150 Minuten pro Woche aerober körperlicher Aktivität mittlerer Intensität (z.B. Laufen, Radfahren).
3. Sie verbessern Ihren ökologischen Fußabdruck dadurch, dass Sie weniger CO_2-Emmissionen verursachen. Das ist umweltfreundlich und klimaschonend.
4. Sie sparen in der Regel nicht nur Geld, sondern häufig auch noch Zeit.

Wussten Sie, dass etwa die Hälfte aller Autofahrten in deutschen Großstädten Strecken von weniger als fünf Kilometern zurücklegen? Laut Umweltbundesamt stellt das Fahrrad genau für solche kurzen Distanzen im Vergleich zum Auto sogar das schnellere Verkehrsmittel dar.

Argumente für weniger Sitzen und mehr Bewegung beim Zurücklegen von Wegstrecken gibt es also einige. Versuchen Sie, Autofahrten und auch Bahn- oder Busfahrten nicht bis zum Schluss auszusitzen. Steigen Sie aus – und zwar frühzeitig! Versuchen Sie, aus Auto, Bus oder Bahn lieber ein paar Meter oder eine Haltestelle eher auszusteigen und den Rest zu laufen. Wenn möglich, steigen Sie um: vom Autofahren und anderen passiven Transportmöglichkeiten auf eine aktive Fortbewegung wie Fahrradfahren oder Laufen.

Weg vom Sitzmarathon am Arbeitsplatz

Ganz gleich, ob wir unseren Arbeitsweg mit Bus, Bahn, Auto oder zu Fuß zurücklegen, spätestens mit der Ankunft am Arbeitsplatz beginnt für viele von uns der tagtägliche Sitzmarathon. Bei einem Vollzeitjob verbringen wir in etwa die Hälfte unserer Wachzeit am Arbeitsplatz. Das heißt wiederum, dass wir im Laufe eines (Arbeits-)Lebens eine ganze Menge an Zeit mit sitzenden Tätigkeiten am Arbeitsplatz verbringen. Mal angenommen, wir verbringen an Werktagen durchschnittlich vier Stunden pro Tag mit Sitzen am Arbeitsplatz, dann kommen wir im Monat auf rund 80 abgesessene Stunden am Arbeitsplatz. In einem Jahr verbringen wir damit fast 1000 Stunden mit Sitzen in der Arbeit. Da kommt im Laufe eines Arbeitslebens einiges an Zeit zusammen, die wir in der Arbeit festsitzen.

Insbesondere die Fortschritte in der Informations- und Kommunikationstechnologie haben dazu geführt, dass wir am Arbeitsplatz häufig die volle Bandbreite an „Vorteilen" der modernen Arbeitswelt erleben. Wir müssen unsere Arbeitszeit nicht mit vermeintlich überflüssigem Herumlaufen verschwenden, da wir vom Papierkorb über den Drucker bis hin zu sämtlichen Büromaterialien alles in Reichweite stehen haben. Praktischerweise sind die meisten Büroarbeitsplätze mit einem eigenen Telefon ausgestattet, das es einem erlaubt, einen Kollegen im Nachbarbüro oder anderswo im Hause jederzeit zu erreichen. Falls niemand ans Telefon geht, schicken wir einfach schnell eine E-Mail. Auch das umweltschonende Konzept des papierlosen Büros ermöglicht es uns, viele der Arbeitsvorgänge, die sonst zu Fuß erledigt werden müssten, direkt von unserem Arbeitsplatz aus durchzuführen. Wir können also vermeintlich höchst zeitsparend und effizient arbeiten, ohne unsere Tätigkeit ständig mit überflüssigem Herumlaufen unterbrechen zu müssen.

Leider hakt dieses Konzept an mindestens zwei Punkten. Erstens arbeiten wir nicht unbedingt effizienter, nur weil wir ununterbrochen sitzen. Im Gegenteil, mehr Bewegung am Arbeitsplatz ist sogar förderlich für Denkfähigkeit, Motivation und Effizienz. Und zweitens ist mittlerweile erwiesen, dass langes und unbewegtes Sitzen am Arbeitsplatz (und anderswo) unsere Gesundheit gefährdet. Alleine dieses Argument sollte schon genügen, um dem übermäßigen Sitzen am Arbeitsplatz den Kampf anzusagen.

Herr (Mittlerweile-Nicht-Mehr-Ganz-So-)Vielsitz hat das bereits getan und dem Sitzen sowohl beim Telefonieren als auch durch das persönliche Gespräch mit Kollegen anstelle von Mails und Anrufen den Kampf durch konsequenten Aufstand angesagt. Dadurch hat er seine tägliche Sitzzeit am Arbeitsplatz innerhalb kurzer Zeit erfolgreich um eine Stunde reduziert. Nun gibt es aber durchaus einige weitere Möglichkeiten, die Herrn Vielsitzs bisherige Ideen ergänzen können. Im Folgenden zeigen wir Ihnen Tipps und Tricks, die Ihnen zu häufigerem Aufstehen am Arbeitsplatz und zu einer Verringerung des berufsbedingten Marathonsitzens verhelfen können:

- Grundsätzlich gilt, sitzende Tätigkeiten am Arbeitsplatz so häufig wie möglich mit nicht-sitzenden Tätigkeiten wie Stehen oder Gehen zu unterbrechen. Am besten alle 30 Minuten, mindestens jedoch einmal stündlich.
- Viele Tätigkeiten wie z.B. Lesen oder Telefonieren lassen sich durchaus im Stehen oder Herumlaufen durchführen. Probieren Sie es aus!
- Scheuen Sie sich nicht, Besprechungen mit Kollegen im Stehen (Steh-Meetings) oder im Gehen durchzuführen.
- Gewöhnen Sie sich an, zum Telefonieren aufzustehen. Platzieren Sie Ihr Telefon am anderen Ende des Schreibtisches, sodass Sie aufstehen müssen, wenn es klingelt.
- Wenn Sie über einen Drucker oder einen Mülleimer im Büro verfügen, platzieren Sie diesen so, dass Sie aufstehen müssen und vielleicht sogar ein paar Schritte

gehen müssen, um ihn zu erreichen. (Aber Achtung: Das Werfen von Papierknäueln zum Papierkorb gilt nicht!)

- Verzichten Sie auf einen büroeigenen Drucker und nutzen Sie den zentralen Gemeinschaftsdrucker auf dem Gang.
- Entfernen Sie Dinge, die Sie während der Arbeit häufig benötigen (z.B. Locher, Tacker), aus Ihrem unmittelbaren Greifraum, sodass Sie aufstehen müssen, um sie zu erreichen.
- Statt Ihren Kollegen telefonisch oder per E-Mail zu kontaktieren, schauen Sie doch einfach auf einen Sprung persönlich vorbei. Das tut sicherlich nicht nur Ihrer Gesundheit gut.
- Holen Sie sich Wasser, Tee oder Kaffee in Portionen: Das heißt, stehen Sie für jedes Glas bzw. jede Tasse auf und holen sich Nachschub. Vermeiden Sie es, Flaschen oder Thermoskannen in Greifweite zu platzieren.
- Pause ist Bewegungszeit. Nutzen Sie Kaffeepausen dafür, sich ein bisschen die Beine zu vertreten. Vielleicht ist auch nach dem Mittagessen noch Zeit für etwas Bewegung?
- Auch wenn der Fahrstuhl keine Sitzgelegenheit darstellt, verzichten Sie dennoch nach Möglichkeit auf ihn – und steigen Sie Treppen.

All diese Tipps können an jedem üblichen Büroarbeitsplatz durchgeführt werden und benötigen keinerlei Zubehör. Probieren Sie einfach einmal aus, welche der Punkte für Sie im Arbeitsalltag am leichtesten umzusetzen und in Ihre Arbeitsabläufe zu integrieren sind.

Natürlich gibt es aber auch diverses Büromobiliar, das das Arbeiten im Stehen bzw. den Wechsel zwischen Sitzen und Stehen am Arbeitsplatz erleichtert. Dazu gehören beispielsweise höhenverstellbare Sitz-Steh-Schreibtische ebenso wie

TIPPS UND TRICKS

AM ARBEITSPLATZ

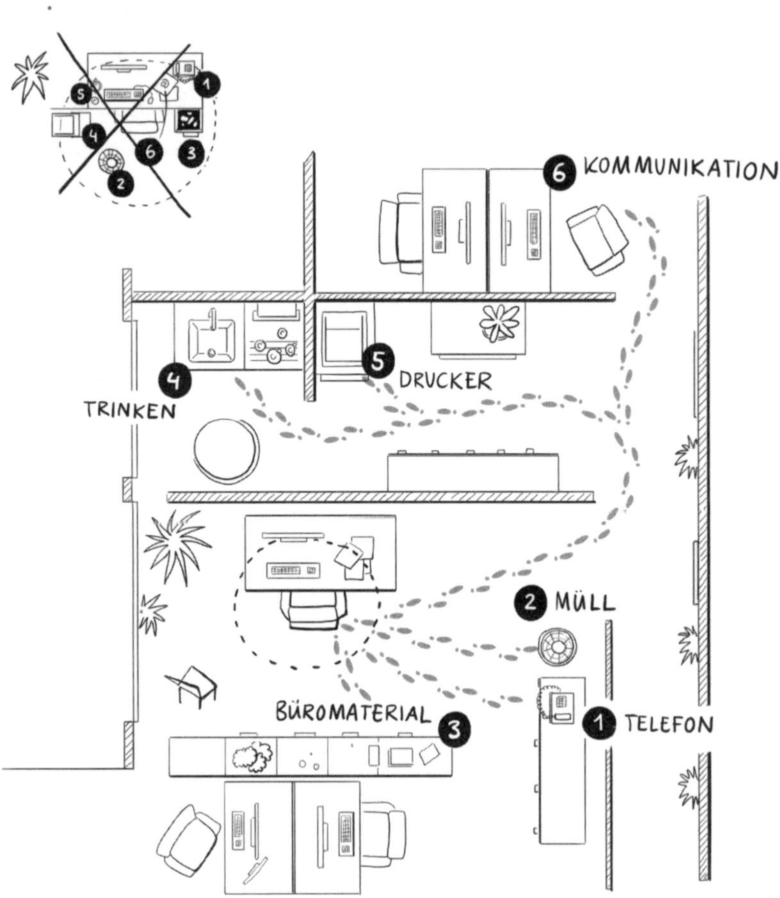

Stehpulte. Über ergonomische Aspekte und andere Details zu Hardware wie Tisch, Stuhl & Co werden wir Ihnen im Kapitel „Über die besten Stühle und andere technische Details zu Sitzmöbeln“ berichten. Ebenso gibt es einiges an

Software wie zum Beispiel Erinnerungsprogramme auf dem PC oder Smartphone-Apps, die Sie daran erinnern können, regelmäßig aufzustehen. Darauf werden wir im Kapitel „Über Anti-Sitz-Software und andere Sitzmedien“ eingehen.

Vielleicht ist Ihr Arbeitsplatz ja bereits mit einem höhenverstellbaren Sitz-Steh-Schreibtisch ausgestattet? Dann nutzen Sie die Funktion der Höhenverstellung im Alltag so oft wie möglich! So oft wie möglich bedeutet jedoch nicht, den Schreibtisch alle fünf Minuten hinauf- bzw. hinunterfahren zu lassen. Damit bereiten Sie weder sich noch Ihren etwaigen Bürokollegen eine große Freude. Auch wenn Sie dadurch eine überaus sportliche Steh-Sitz-Dynamik erreichen, wird diese auf Kosten der Arbeitseffizienz gehen. Aber was genau bedeutet denn dann „so oft wie möglich“? Als Faustregel gilt hier: Zwei bis vier Haltungswechsel (z.B. Sitzen – Stehen – Sitzen) pro Stunde sind gut – wobei die einzelnen Stehphasen zum einen nicht länger als 30 bis 60 Minuten dauern sollten und zum anderen das Stehen möglichst dynamisch (also bewegt) sein sollte.

Steht in Ihrem Büro vielleicht ein Bistrotisch oder gar ein Stehpult herum? Wunderbar – nutzen Sie es! Und zwar für *alle* Tätigkeiten, die Sie nicht im Sitzen durchführen müssen. Sie werden erstaunt sein, auf wie viele Tätigkeiten das zutrifft. Sei es das Lesen der Post, Telefonieren oder auch kurze Besprechungen – es ist vielmehr eine Frage der Gewohnheit, diese Tätigkeiten statt im Sitzen einfach im Stehen durchzuführen. Bezüglich Dauer und Häufigkeit der Steh(pult)zeiten gilt die gleiche Faustregel wie bei höhenverstellbaren Sitz-Steh-Schreibtischen.

Im Übrigen haben Sie sich vielleicht zwischenzeitlich schon gefragt, ob man denn am Sitzen selbst – so es denn nötig ist – auch etwas ändern kann? Natürlich kann man das und sollte es auch tun! Da dies aber nicht nur auf das Sitzen am Arbeitsplatz zutrifft, sondern auch auf alle übrigen Sitzgelegenheiten, haben wir dem Thema „Bewegtes Sitzen“ ein eigenes Kapitel gewidmet.

Aber nun noch einmal zurück zu Ihrem Arbeitsalltag und der Umsetzung der bereits besprochenen Tipps und Tricks für weniger Sitzen und mehr Sitz-Steh-Dynamik. Es hängt mit Sicherheit von einer Reihe ganz unterschiedlicher Faktoren ab, welche der Möglichkeiten Sie für sich nutzen können. Daher möchten wir Ihnen noch eine ganz allgemeine Empfehlung mit an die Hand geben:

Maximal die Hälfte des Arbeitstages sollte im Sitzen verbracht werden. Darüber hinaus sollte jeweils mindestens ein Viertel der Arbeitszeit im Stehen bzw. in Bewegung verbracht werden. Je mehr Bewegung, desto besser! Kurz: Aus Sitzarbeit mach Bewegungsarbeit!

Theoretisch und in Zahlen ist das ganz einfach: Bei einer täglichen Arbeitszeit von acht Stunden sollten Sie nicht mehr als vier Stunden mit sitzenden Tätigkeiten verbringen; mindestens zwei Stunden der Arbeitszeit sollten im Stehen und zusätzlich zwei Stunden in Bewegung verbracht werden.

Wie sieht das aber in der Praxis bzw. in Ihrem Arbeitsalltag aus? Füllen Sie doch einmal folgende Tabelle für einen typischen Arbeitstag aus und werfen Sie einen Blick auf Ihr Sitz- bzw. Bewegungsmuster am Arbeitsplatz.

	Arbeitszeit pro Tag	Prozentualer Anteil der jeweiligen Tätigkeit	Empfehlung	Empfehlung erreicht? ja / nein
Sitzen			<50% der täglichen Arbeitszeit	
Stehen			≥25% der täglichen Arbeitszeit	
In Bewegung			≥25% der täglichen Arbeitszeit	
Gesamt				

Je nach beruflicher Tätigkeit werden die Ergebnisse in dieser Tabelle bei jedem etwas unterschiedlich ausfallen. All diejenigen, die bereits jetzt weniger als die Hälfte ihrer täglichen Arbeitszeit mit sitzenden Tätigkeiten verbringen, sollten sich nicht entspannt zurücklehnen, sondern möglichst aktiv weiter an diesem Bewegungsschema arbeiten. Für diejenigen wiederum, die mehr als die Hälfte ihrer täglichen Arbeitszeit im Sitzen verbringen, gilt es, sich Gedanken über folgende Punkte zu machen:

- Welche Tätigkeit/en trägt/tragen am meisten zur Gesamtsitzzeit am Arbeitsplatz bei?
- Sehen Sie Möglichkeiten dafür, diese Tätigkeit/en im Stehen bzw. in Bewegung durchzuführen? Wie sehen diese Möglichkeiten konkret aus?
- Welche Möglichkeiten sehen Sie allgemein, die Gesamtsitzzeit am Arbeitsplatz a) zu unterbrechen und b) zu verkürzen?

- Was würde Ihnen dabei helfen, die Gesamtsitzzeit a) zu unterbrechen und b) zu verkürzen?

Je konkreter Sie sich über diese Punkte im Klaren sind, desto leichter wird es Ihnen fallen, an der Umsetzung der identifizierten Möglichkeiten zu arbeiten. Auch hierfür lässt sich die bereits beschriebene Technik des Zielsetzungstrainings gut anwenden.

Lassen Sie uns dies wieder am Beispiel von Herrn Vielsitz betrachten, der ursprünglich – wie wir bereits erfahren haben – ca. sechs Stunden pro Tag mit sitzenden Tätigkeiten am Arbeitsplatz verbracht hat. Mithilfe der erfolgreichen Durchführung u.a. seiner Stehtelefonate konnte Herr Vielsitz seine Sitzzeit – zugunsten von mehr Zeit im Stehen und in Bewegung – bereits auf fünf Stunden reduzieren. Damit hat er die Tabelle zu seinem Sitz- und Bewegungsmuster am Arbeitsplatz wie folgt ausgefüllt:

	Arbeitszeit pro Tag	**Prozentualer Anteil der jeweiligen Tätigkeit**	**Empfehlung**	**Empfehlung erreicht? ja / nein**
Sitzen	5 Stunden	62.5%	<50% der täglichen Arbeitszeit	nein
Stehen	2 Stunde	25%	≥25% der täglichen Arbeitszeit	ja
In Bewegung	1 Stunde	12,5%	≥25% der täglichen Arbeitszeit	nein
Gesamt	8 Stunden			

Herr Vielsitz freut sich sehr, dass er unter anderem durch das konsequente Telefonieren im Stehen bereits ein Viertel seiner täglichen Arbeitszeit im Stehen verbringt und damit die Empfehlungen erreicht. Dennoch wird ihm bewusst, dass zum Erreichen der Empfehlungen bezüglich Sitz- und Bewegungsdauer noch ein bisschen mehr getan werden muss. Er hat sich daher als nächstes Ziel gesetzt, die Empfehlung für die Zeit in Bewegung am Arbeitsplatz auch noch zu erreichen. Um dieses Ziel zu erreichen, geht er die obigen Punkte in Gedanken durch und kommt zu folgenden Ergebnissen:

- Computer- und Schreibtischarbeit trägt bei Herrn Vielsitz am meisten zur Gesamtsitzzeit am Arbeitsplatz bei.
- Herr Vielsitz sieht durchaus einige Möglichkeiten dafür, seine sitzenden Tätigkeiten am Schreibtisch oder am Computer häufiger zu unterbrechen bzw. im Stehen oder in Bewegung auszuführen. So hat er auch gleich die Gelegenheit genutzt und seinen Schreibtisch und sein Büro etwas umorganisiert: All die Gebrauchsgegenstände, die vorher noch in Reichweite standen, sind nun an das andere Ende des Schreibtischs gewandert, sodass Herr Vielsitz bei jedem Gebrauch von Schere, Locher, Textmarker etc. kurz aufstehen muss. Auch versucht er, sich anzugewöhnen, morgens nicht gleich eine ganze Karaffe voll Wasser an den Tisch zu stellen, sondern dieses portionsweise zu holen, sobald ein Glas leer ist. Etwas Überwindung kostet es Herrn Vielsitz allerdings noch, anstelle des büroeigenen Druckers den gemeinschaftlichen Drucker außerhalb des Büros für Druckaufträge auszuwählen.
- Um allgemein noch etwas mehr Bewegung in seinen Arbeitsalltag zu bringen, hat sich Herr Vielsitz vorgenommen, die Kollegen, mit denen er häufig etwas zu

besprechen hat, zu fragen, ob sie Besprechungen in Zukunft im Rahmen eines kurzen Geh-Meetings abhalten wollen. Er selbst möchte ausprobieren, ob es ihm guttut, sich nach der Mittagspause noch fünf Minuten mit einem kleinen Spaziergang um den Block die Beine zu vertreten.

- Außerdem sieht Herr Vielsitz für insgesamt häufigere Unterbrechungen sowie eine allgemeine Reduktion der sitzenden Tätigkeiten am Schreibtisch durchaus Chancen in einem höhenverstellbaren Schreibtisch. Darum möchte er seine Vorgesetzte bei nächstbester Gelegenheit bitten. (Wie Herr Vielsitzs Vorgesetzte darauf reagieren wird, werden wir im Kapitel „Warum der Chef im selben Boot sitzen sollte“ sehen.) Auch möchte er sich bei Gelegenheit darüber informieren, ob es eine Software gibt, die ihn in regelmäßigen Abständen an eine Sitzpause erinnert. (Mehr dazu im Kapitel „Software gegen das Sitzen“.)

So weit, so gut. Vielleicht mag Ihnen Herr Vielsitz als etwas überdurchschnittlich motivierte Person erscheinen (was durchaus nicht auszuschließen ist, schließlich haben wir ihn mit unserer gesammelten Begeisterung für das Thema Sitzen ziemlich beeinflusst). Lassen Sie sich aber nicht abschrecken und versuchen Sie, Schritt für Schritt dem Sitzen den Kampf anzusagen. Das kann und muss keineswegs von heute auf morgen gehen! Schließlich blicken vermutlich die allermeisten von Ihnen auch schon auf eine höchst beeindruckende Zeit lebenslangen Sitzens zurück – aber (und dabei wollen wir Sie ebenso wie Herrn Vielsitz unterstützen): Daraus muss keinesfalls ein lebenslängliches Sitzen werden.

Verlassen wir nun den Sitzplatz am Arbeitsplatz und widmen uns der nächsten Sitzgelegenheit: dem freiwilligen Sitzen in der Freizeit.

Vom Fernstehen und von Büchern auf Notenständern

Sie wollen auf das tägliche Relaxen auf dem Sofa nicht verzichten? Ebenso wenig auf Zeitunglesen, Filme schauen oder Fernsehen dabei? Dann versuchen Sie doch einmal, das Sitzen auf dem Sofa mit folgenden Tricks zu unterbrechen – wobei allgemein wieder gilt: Nutzen Sie jede Gelegenheit zum Aufstehen!

Beim Fernsehen / Filme schauen:

- Nutzen Sie Werbepausen, um sich ein Glas Wasser oder eine Tasse Tee zu holen oder zur Toilette zu gehen.
- Wenn Sie die Möglichkeit haben, den Film zu pausieren, machen Sie das etwa alle 30 Minuten und stehen Sie während dieser Pause kurz auf.
- Platzieren Sie Ihr Handy/Smartphone/Telefon nicht in Reichweite. Wenn es klingelt, unterbrechen Sie den Film und stehen Sie auf, um zu antworten. Eine Nachricht lässt sich leicht im Stehen schreiben, und auch ein Telefonat im Stehen oder Gehen tut Ihnen gut.
- Machen Sie es sich unbequem, indem Sie auf die Fernbedienung verzichten. Wenn Sie das Programm wechseln möchten, stehen Sie auf und tun Sie dies direkt am Gerät.
- Fernstehen statt Fernsehen: Machen Sie Stehen statt Sitzen beim Fernsehen zur gewohnten Haltung – zumindest für einen Teil der Fernsehzeit.
- Fernstehzeiten lassen sich gut für Dehn- bzw. Gleichgewichtsübungen oder leichte Bewegungen nutzen.
- Neben dem Sofa steht ein Heimtrainer? Lassen Sie diesen nicht allein in der Ecke stehen und verbringen Sie die Hälfte des Films darauf in Bewegung.

- Und zu guter Letzt noch ein idealistischer Tipp: Verbringen Sie insgesamt so wenig Zeit wie möglich mit Fernsehen. Ersetzen Sie Fernsehzeit tagsüber durch Aktivitäten wie Spazierengehen, Gartenarbeiten oder Radfahren. Und auch im Dunkeln können Sie einen Abendspaziergang machen oder Hausarbeiten erledigen.

Beim Lesen:
Wie bereits angesprochen, ist es nicht notwendig, die Zeitung ab sofort nicht mehr im Sitzen zu lesen. Dabei bleiben wir auch! Vielmehr hängt es davon ab, wie viel Zeit Sie pro Tag mit dem Lesen verbringen. Wenn Sie also morgens eine halbe Stunde die Tageszeitung lesen, bleiben Sie dabei ruhig sitzen. Gleiches gilt bei der abendlichen Lektüre vor dem Schlafengehen. Wenn Sie aber in den Genuss ausgiebigen Lesens (das heißt mindestens eine Stunde) kommen, stehen Sie nach jedem Kapitel bzw. jedem Artikel kurz auf.

- Bei stundenlangem Lesen sollten Sie alle 30 Minuten aufstehen und sich bewegen.
- Für Fortgeschrittene: Lesen Sie im Stehen – zumindest die Hälfte der Zeit. Dafür können Sie Ihr Buch auch auf einem Notenständer oder einer anderen Vorrichtung wie z.B. einem Fensterbrett oder einem Regal platzieren und sich selbst ganz auf Stehen und Lesen konzentrieren.
- Auch Lesen in Bewegung, z.B. bei ruhigem Umherlaufen, ist durchaus möglich, wenn auch nicht jedermanns Sache. Wir empfehlen das Lesen in Bewegung jedoch eher für die häusliche Umgebung, denn im Freien bringen Faktoren wie beispielsweise Unebenheiten des Bodens, Verkehr, umherlaufende Personen oder Tiere diverse Verletzungsgefahren mit sich.

AUFSTAND PROBEN

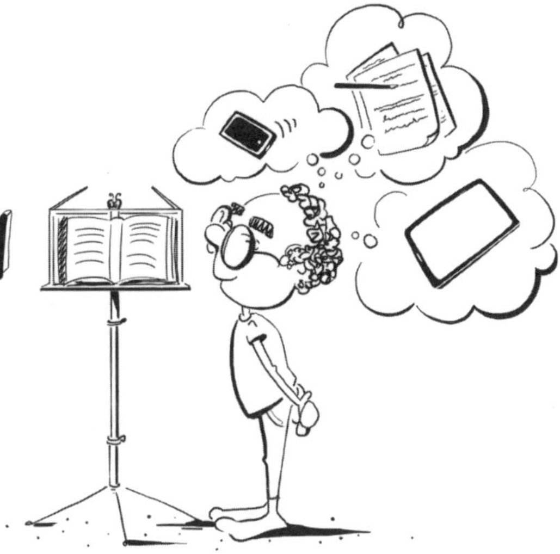

Manch einer mag sich nun denken, dass doch gegen 90 Minuten entspanntes Filmschauen oder Lesen auf dem Sofa – auch ohne regelmäßiges Aufstehen oder Herumturnen dabei – nichts einzuwenden sein kann, *wenn* man im Anschluss noch einen halbstündigen Spaziergang macht. Das ist zumindest insofern richtig, als dass Bewegung beim Spazierengehen auf jeden Fall gesundheitsförderlich ist. Aber hier verhält es sich ebenso wie beim Acht-Stunden-in-der-Arbeit-sitzen-und-danach-noch-eine-Runde-Joggen-gehen: Die nachteiligen Auswirkungen des langen Sitzens auf unsere Gesundheit können nur durch einen erheblichen Ausgleich an körperlicher Aktivität kompensiert werden. Es geht genau darum, das Sitzen selbst zu reduzieren und häufiger zu unterbrechen. Wenn Sie an das Kapitel „Diabetes“ zurückdenken, können sich bereits kurze Unterbrechungen des langen Sitzens, die dafür regelmäßig alle 30 Minuten entweder mit Stehen oder auch mit leichter Aktivität gefüllt werden, bereits vorteilhaft auf unseren Blutzuckerspiegel auswirken. Natürlich wollen wir Sie dennoch dazu animieren, sowohl nach der Arbeit Sport zu treiben als auch nach dem Fernsehen eine kleine

Runde spazieren zu gehen – aber vielleicht versuchen Sie es eben auch einmal mit einer kurzen Unterbrechung des Sitzens zwischendurch. Schließlich ist es vielleicht einfacher, beim Fernsehen ein- bis zweimal aufzustehen, als danach noch eine Runde zu laufen.

Nun findet Sitzen in der Freizeit ja nicht nur im Rahmen von Fernsehen oder Lesen statt. Manch einer verbringt auch privat regelmäßig viel Zeit sitzend an Computer, Tablet oder Smartphone, sei es mit Videospielen, sozialen Medien, E-Mail-Korrespondenz, Shopping oder ähnlichem. Im Allgemeinen trifft auf diese Bildschirmtätigkeiten gleiches zu wie auf die Sitzzeit am Arbeitsplatz: Unterbrechen Sie das Sitzen so häufig wie möglich mit nichtsitzenden Tätigkeiten wie Gehen oder Stehen – am besten alle 30 Minuten, mindestens jedoch einmal pro Stunde.

Apropos: So praktisch Shopping via Internet auch sein mag, in aller Regel profitiert in puncto Bewegung nur der Paketbote. Für die eigene Gesundheit wäre es definitiv besser, sich mit Einkaufstüte bewaffnet auf die Suche nach dem ersehnten Produkt zu machen und dabei auch mal in Kauf zu nehmen, zwei oder drei Läden abklappern zu müssen. Das mag vielleicht etwas mehr Zeit in Anspruch nehmen als der schnelle Klick, diese bekommt man aber in Form von mehr und vor allem gesünderer Lebenszeit zurück. Und ganz nebenbei werden dadurch noch die lokalen Geschäfte unterstützt, und dem Paketboten wird ein zusätzlicher Gang erspart.

Familienaufstand! Was es heißt, den Kindern das Sitzen abzugewöhnen

Kommen wir noch einmal auf das Alter zurück, in dem wir alle das Sitzen gelernt haben. Trotz des Bewegungsdrangs, der jedem Kind von Beginn an innewohnt, sowie diverser –

in Anzahl und Intensität durchaus unterschiedlicher – Sturm- und Drangphasen, die die meisten in ihrer Jugend durchlaufen, dienen Kindes- und Jugendalter dem erfolgreichen Erlernen des möglichst angepassten Dauersitzens und führen dazu, dass Bewegung im Alltag eines Heranwachsenden häufig keine Selbstverständlichkeit mehr darstellt. Während Aufstände aller Art in diesem Lebensabschnitt durchaus gehäuft vorkommen, werden die Aufstände im Sinne von Sitzpausen mit zunehmendem Alter eher seltener, und wie wir bereits eingangs gesehen haben, verfügen Jugendliche mitunter über sehr viel Sitzfleisch.

Während Erwachsene – je nach Beruf und Tätigkeit – unterschiedlich viel Zeit mit Sitzen am Arbeitsplatz verbringen, sitzen Kinder und Jugendliche einen Großteil ihrer Zeit in der Schule ab. Egal ob die Hausaufgaben dann zu Hause, in der Schule oder in einer Betreuungseinrichtung erledigt werden, kommt damit noch einmal einiges an zusätzlicher Sitzzeit dazu. Darüber hinaus spielen die Zeiten, die Kinder und Jugendliche in Transportmitteln absitzen oder mit Sitzen vor Fernseher, Tablet, Smartphone und Co verbringen, eine weitere große Rolle.

Sitzgelegenheiten gibt es im Leben eines Kindes demnach zu Genüge. Was wir jeweils dagegen tun können, wollen wir uns im Folgenden ansehen. Zuvor jedoch ein allgemeiner Hinweis an alle Eltern und sonstige Personen, die mit Kindern zu tun haben: Ebenso wie wir auf bestimmte Sitzzeiten in unserem Alltag nicht verzichten wollen, ist auch für Kinder und Jugendliche Sitzen nicht kategorisch als schlecht zu bewerten. Insbesondere nach Anstrengung ist es durchaus als Erholung geeignet. Das Sitzen an sich sollte also nicht als Ganzes aus dem Alltag von Kindern und Jugendlichen gestrichen werden. Zeiträume exzessiven Sitzens sollten jedoch überdacht und nach Möglichkeit reduziert werden, da sie der Gesundheit schaden können.

Auch wenn die Schule bei den meisten Kindern und Jugendlichen den Bereich darstellt, in dem sie durch Schulbankdrücken einen Großteil ihrer täglichen Sitzzeit erreichen, werden wir auf die Möglichkeiten, das institutionalisierte Schulsitzen zu reduzieren, erst im Kapitel „Still sitzen – muss das wirklich sein?“ eingehen und uns hier auf die Bereiche beschränken, in denen wir einen direkteren Einfluss auf das Sitzverhalten von Kindern und Jugendlichen haben. So zum Beispiel das häusliche Sitzen an Hausaufgaben oder vor Bildschirmen sowie das Sitzen in Transportmitteln.

Beginnen wir zunächst mit den Aktivitäten, die Kinder und Jugendliche in aller Regel freiwillig und noch dazu überaus ausdauernd im Sitzen erledigen: Dazu gehören beispielweise Fernsehen sowie der Konsum anderer Bildschirmmedien und die Nutzung digitaler Spielwelten. Wie bereits erwähnt, existieren genaue Empfehlungen dazu, wie viel Zeit ein Kind – je nach Alter – mit dem Konsum von Bildschirmmedien verbringen sollte. Während Säuglinge und Kleinkinder *keine Zeit* mit Bildschirmmedien verbringen sollten, sollte die Zeit bei Kindergartenkindern *maximal 30 Minuten*, bei Grundschulkindern *maximal 60 Minuten* und bei Jugendlichen *maximal 120 Minuten* pro Tag betragen. Allgemein gilt jedoch: So wenig wie möglich, und je weniger, desto besser. Diese Maximalzeiten sind im Übrigen nicht primär dazu da, das kindliche Sitzen zu minimieren, sondern stammen aus den allgemeinen Empfehlungen zur Mediennutzung bei Kindern und Jugendlichen – die einen verantwortungsbewussten und altersgerechten Umgang mit Medien zum Ziel haben.

Am besten ist es, Sie fangen zunächst damit an, zu ermitteln, wie viel Zeit Ihr Kind am Tag mit der Verwendung von Bildschirmmedien verbringt. Beobachten Sie Ihr Kind dazu an einem „normalen“ Werktag und nach Möglichkeit auch an einem Wochenendtag bzw. Ferientag. Eine Tabelle kann

Ihnen dabei helfen, die Zeit des Bildschirmmedienkonsums festzuhalten. Tragen Sie die Dauer in Minuten oder Stunden ein, die Ihr Kind mit den unterschiedlichen Bildschirmmedien an einem Wochentag bzw. an einem Wochenend- oder Ferientag verbringt – und zwar je nachdem, ob es diese Zeit sitzend oder nicht sitzend verbringt.

Als Beispiel zeigen wir Ihnen die ausgefüllte Tabelle für den achtjährigen Fritz Vielsitz, der unter der Woche jeden Tag eine halbe Stunde fernsieht und am Wochenende pro Tag durchschnittlich eine Stunde mit Fernsehen und eine Stunde mit Computerspielen verbringt. Diese Tätigkeiten finden jeweils ausschließlich im Sitzen statt. Weitere Bildschirmmedien wie Smartphone, Tablet etc. benutzt Fritz (noch) nicht.

Name des Kindes: Fritz **Alter des Kindes:** 8 Jahre **Empfehlung für maximale Bildschirmmedienzeit:** 60 Minuten pro Tag				
	Wochentag		**Wochenende / Ferien**	
Bildschirmmedien	**Sitzend**	**Nicht sitzend**	**Sitzend**	**Nicht sitzend**
Fernsehen / TV	30 min	-	60 min	-
Computer	-	-	60 min	-
Smartphone	-	-	-	-
Tablet	-	-	-	-
Gesamtzeit an Bildschirmmedien	30 min		120 min	
Maximal empfohlene Zeit überschritten? ja / nein	nein		ja	

Die Tabelle wird sich von Kind zu Kind unterscheiden und auch bei ein und demselben Kind über die Zeit anders aussehen. Sie wird Ihnen aber dennoch zwei Punkte relativ leicht veranschaulichen: zum einen ob Ihr Kind die Empfehlungen zur Höchstdauer von Bildschirmmedienkonsum über- oder unterschreitet. Und zum anderen, welches Medium größtenteils zum Gesamtbildschirmmedienkonsum beiträgt – und wann.

Verbringt Ihr Kind keine oder weniger Zeit als die empfohlene Höchstdauer mit der Nutzung von Bildschirmmedien? Dann arbeiten Sie daran, dass das auch in Zukunft so bleibt. Für die Zeit, die mit der Nutzung von Bildschirmmedien verbracht wird, gilt wiederum: Das Sitzen währenddessen möglichst zu reduzieren!

Erreicht oder überschreitet Ihr Kind die empfohlene Höchstdauer zur Nutzung von Bildschirmmedien? Dann können Sie ab sofort zwei Ziele verfolgen:

1. Die Bildschirmmedienzeit insgesamt reduzieren.
2. Die Zeit, die sitzend mit der Nutzung von Bildschirmmedien verbracht wird, reduzieren.

Folgende allgemeine Tipps und Tricks können Ihnen im Hinblick auf die Nutzung von Bildschirmmedien im Kindes- und Jugendalter behilflich sein:

- Legen Sie klare Regeln fest und halten Sie sich daran.
- Legen Sie die Bildschirmzeiten für jüngere Kinder fest, und achten Sie darauf, dass diese eingehalten werden.
- Schalten Sie das Gerät mit Ende des Programms aus oder aktivieren Sie die automatische Abschaltfunktion, über die einige Geräte verfügen.
- Schließen Sie Mediennutzungsverträge mit älteren Kindern ab.
- Fernseher oder andere Bildschirmmedien haben im Kinderzimmer nichts zu suchen.

- Ziehen Sie Gesellschaftsspiele Computer- und Videospielen vor.
- Unterschätzen Sie nicht den Einfluss, den Sie in Ihrer Rolle als Vorbild haben.

Weitere Informationen zum Thema Medien im Kindes- und Jugendalter finden Sie z.B. im Onlineportal der Bundeszentrale für gesundheitliche Aufklärung (BzgA) unter www.kindergesundheit-info.de.

Für die Zeiten, die Kinder und Jugendliche wiederum mit der Nutzung von Bildschirmmedien verbringen, gilt: Je mehr dabei (auf)gestanden wird, desto besser! Beim Fern-s(t)ehen darf also ausgiebig gestanden, gegangen, gehüpft und gezappelt werden – und das alles ruhig wechselweise. Und auch Freunde von Videospielen sollten regelmäßige Pausen einlegen und diese im besten Fall nicht mit dem Verzehr einer Tiefkühlpizza vor dem Computer füllen, sondern mit etwas Bewegung. Im Übrigen führen aktive Videospiele wie beispielsweise Nintendo Wii zu mehr Bewegung und Energieverbrauch bei den Nutzern – vorausgesetzt, es wird nicht anderweitig mehr Zeit mit sitzenden Tätigkeiten oder „normalen" Videospielen verbracht.

Zusammenfassend lässt sich daher sagen: Je weniger Zeit Kinder und Jugendliche mit der Nutzung von Bildschirmmedien verbringen, desto besser. Die Zeit, die sie jedoch damit verbringen, sollte möglichst wenig im Sitzen stattfinden.

Eine weitere Tätigkeit, die Kinder und Jugendliche überwiegend sitzend verrichten (wenn auch in aller Regel nicht mehr ganz so freiwillig) sind die Hausaufgaben – auch wenn die Zeit, die damit verbracht wird, wiederum recht unterschiedlich ausfällt. Im Gegensatz zu Bildschirmzeiten trifft der Grundsatz Je-weniger-Zeit-das-Kind-mit-Hausaufgaben-verbringt-desto-besser natürlich nicht zu. Hausaufgaben sind unvermeidbar und müssen gemacht werden. Es geht also darum, die Zeit, die mit Hausaufgaben verbracht wird, möglichst aktiv zu gestalten und das Sitzen dabei weitestgehend zu reduzieren und so häufig wie möglich zu unterbrechen.

Versuchen Sie, Ihr Kind daran zu gewöhnen, nach jeder Aufgabe oder nach jedem Fach aufzustehen. Dabei kann es sich beispielsweise strecken, hüpfen oder ein paar Schritte gehen, ganz wie es ihm gefällt. Ebenso wie an Ihrem Arbeitsplatz gilt am Schreibtisch des Kindes: Es ist zwar bequem, Schere und Stifte in Reichweite zu haben, aber dafür aufzustehen ist gut für die Gesundheit jedes Kindes. Gleiches trifft auch auf den Papierkorb zu. Darüberhinaus ist es durchaus wirksam, bestimmte Tätigkeiten immer im Stehen oder Gehen auszuführen. Es ist vor allem eine Frage der Gewohnheit, ob Vokabeln beispielsweise immer im ruhigen Umhergehen gelernt werden.

Für die Zeit wiederum, in der Ihr Kind sitzenden Tätigkeiten nachgeht (und dies gilt wiederum nicht nur für die Hausaufgaben), achten Sie darauf, dass es sich dabei um möglichst bewegtes, dynamisches Sitzen handelt. Erlauben Sie Ihrem Kind also ruhig, seinem natürlichen Bewegungsdrang – auch auf dem Stuhl – nachzugehen. Gefahren wie z.B. zu starkes Wippen mit dem Stuhl sollten natürlich vermieden werden, sind aber auch in den seltensten Fällen vorhanden. Zu den gesundheitlichen Vorteilen des Herumzappelns lesen Sie im Kapitel „Still sitzen – muss das wirklich sein?“. Zeigen Sie Ihrem Kind, wie es durch bestimmte Bewegungen wie z.B. Kreisen des Beckens, Vor- und Rücklehnen des Oberkörpers möglichst bewegt und dynamisch sitzen kann. Mehr Tipps und Tricks dazu finden Sie im Kapitel „Bewegtes Sitzen“.

Natürlich gibt es auch für Kinder und Jugendliche höhenverstellbare Sitz-Steh-Schreibtische, die sich besonders gut dafür eignen, bei der Schreibtischarbeit zwischen Sitz- und Stehpositionen wechseln zu können. So kann das Kind im Stehen beispielsweise lesen, Vokabeln lernen oder zeichnen und im Sitzen Schreibarbeiten ausführen.

Bevor Sie jedoch in einen solchen höhenverstellbaren Sitz-Steh-Schreibtisch investieren, können Sie auch erst einmal selbst kreativ werden und mit einfachen Mitteln ausprobieren, wie es bei Ihrem Kind ankommt, wenn Sie seinen Schreibtisch mit ein paar Kisten oder Büchern so umbauen, dass es im Stehen daran arbeiten kann. Oftmals findet sich auch ein anderer Platz im Zimmer, z.B. Fensterbänke oder Regale, an dem ein Buch oder Heft so angelehnt werden kann, dass das Kind davorstehend gut darin lesen kann. Vielleicht haben Sie auch einen Notenständer im Haus, den Sie Ihrem Kind als Lesepult zur Verfügung stellen können. Bestimmt fallen Ihnen noch einige weitere Möglichkeiten ein, bereits vorhandene Möbel und sonstige Utensilien so zu nutzen, dass sie das Lernen oder Arbeiten im Stehen ermöglichen. Lassen Sie Ihrer Kreativität und den Ideen Ihres Kindes freien Lauf und proben Sie sämtliche Möglichkeiten des Aufstandes.

Ein weiterer Bereich, in dem es Kindern ermöglicht werden kann, weniger zu sitzen und aktiver zu sein, ist das aktive Zurücklegen von Wegstrecken. Wie kommt Ihr Kind morgens in den Kindergarten oder in die Schule? Wird es mit dem Auto von Tür zu Tür gebracht, oder kann es sich selbst oder in Begleitung aktiv auf den Weg machen – sei es zu Fuß, mit dem Roller oder mit dem Fahrrad? Oder ist es auf öffentliche Verkehrsmittel angewiesen? Kann Ihr Kind die Wege zu Freunden und Freizeitaktivitäten am Nachmittag oder am Wochenende überwiegend selbst zurücklegen?

Aspekte wie die Entfernung zur Schule („Das ist einfach zu weit, um zu Fuß zu gehen!"), die Sicherheit des Kindes („Nicht dass ihm auf dem Schulweg etwas zustößt!"), zeitliche („Wir schaffen das sonst morgens einfach nicht!") ebenso wie organisatorische („Ich fahre auf dem Weg in die Arbeit ja sowieso an der Schule vorbei!") Gründe spielen dabei häufig eine ebenso große Rolle wie der elterliche Beschützerinstinkt („Es kann meinem Kind ja nicht schaden, wenn ich es fahre!").

Natürlich gibt es Wegstrecken, die das selbstständige Gehen oder Radfahren des Kindes nicht oder nur begrenzt zulassen, aber in vielen Fällen wäre es durchaus möglich. Vielleicht können Sie mit Ihrem Kind in Zukunft gemeinsam zur Schule laufen oder radeln – wenn es ohnehin auf Ihrem Arbeitsweg liegt. Wenn Sie auf das Auto nicht verzichten können oder wollen, fahren Sie es nicht direkt vor das Schultor, sondern lassen Sie Ihr Kind etwas früher aussteigen, damit es noch ein paar Meter laufen kann. Unterschätzen Sie auch in diesem Bereich Ihre Rolle als Vorbild nicht! Im Übrigen, denken Sie einmal an Ihre Kindheit zurück und rekapitulieren Sie, wie Sie Ihren Schulweg zurückgelegt haben. Insbesondere die heutige Generation an Großeltern blickt in aller Regel auf (teilweise kilometerlange) Schulwege zurück, die – natürlich – zu Fuß zurückgelegt wurden.

Sicherlich heißt das nicht, dass früher alles besser war, aber denken Sie daran: Sie tun Ihrem Kind – nicht nur im Hinblick auf seine Gesundheit – keinen Gefallen, wenn Sie es davon abhalten, seinen Schulweg oder den Weg zu Freunden allein zu bestreiten. Schützen Sie Ihr Kind vor den gesundheitsschädlichen Folgen des ununterbrochenen Dauersitzens. Dazu gehört auch, es über ebendiese negativen Folgen – genauso wie über die Vorteile von Bewegung und Sport – aufzuklären. Im Gegensatz zu anderen Bereichen im Leben eines Jugendlichen ist es für die Aufklärung über die Folgen des Sitzens nie zu spät. Wenn Sie denken, Ihr Kind sei schon „aus dem Gröbsten" heraus, dann versuchen Sie zumindest, ihm einige Tipps und Tricks gegen die Risiken und Nebenwirkungen des langen Sitzens mit auf den Weg zu geben – oder geben Sie ihm dieses Buch zum Lesen mit.

So viel zu den Tipps und Tricks, die helfen können, das häusliche Sitzen sowie das Sitzen in Transportmitteln bei Kindern zu reduzieren. Was die Schule noch dazu beitragen kann, lesen Sie im Kapitel „Still sitzen – muss das wirklich sein?“.

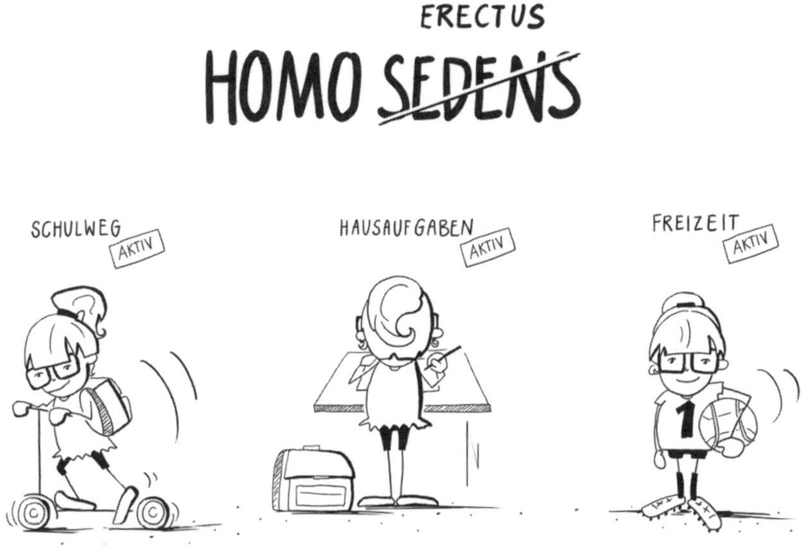

Alteingesessen – von wegen!

Nun gibt es in unserer Gesellschaft neben der Gruppe der Kinder und Jugendlichen, die einen großen Teil ihrer Zeit sitzend in der Schule verbringen, und den Berufstätigen, die häufig noch mehr Zeit mit Sitzen am Arbeitsplatz verbringen, noch eine weitere Gruppe, die – mit ganz unterschiedlich viel bereits angesammelter Lebenssitzzeit – mitunter sehr viel Zeit absitzt. Richtig, die Alteingesessenen oder korrekt: die Älteren und Hochaltrigen unserer Gesellschaft. Gerade diese Gruppe verbringt häufig einen Großteil ihrer täglichen Wachzeit mit sitzenden Tätigkeiten wie Fernsehen oder Lesen.

Sie brauchen aber nicht zu denken, dass es sich nun schon gar nicht mehr lohne, etwas daran zu ändern. Im Gegenteil! Häufig ist es sogar so, dass die älteren Damen und Herren, als sie noch zu den jüngeren Herrschaften gehörten, körperlich wesentlich aktiver waren als die jetzige Generation jüngerer Menschen. Insbesondere im Kindes- und Jugendalter war wesentlich weniger Sitzen und dafür mehr Bewegung angesagt, als dies heute der Fall ist. Von nicht vorhandenen Smartphones und Computerspielen über aktives Zurücklegen von Wegen bis hin zum In-der-Ecke-Stehen gab es einige Faktoren, die die Kindheit und Jugend von vielen der heutigen Seniorinnen und Senioren deutlich aktiver und damit weniger sitzlastig gemacht haben.

Ebenso wie für alle anderen Altersgruppen auch gilt es, lange und ununterbrochene Sitzphasen nach Möglichkeit zu vermeiden und das Sitzen regelmäßig mit körperlicher Aktivität zu unterbrechen. Hierbei wiederum ist jede – auch noch so geringe – zusätzliche Aktivität im Alltag mit gesundheitlichem Nutzen verbunden. Sich sozusagen Schritt für Schritt vom Bewegungsmangel wegzubewegen. Und zwar überall dort, wo Sie sich gerade befinden. Im Prinzip können dabei die gleichen Tipps und Tricks angewandt werden, die wir Ihnen bereits in den bisherigen Kapiteln präsentiert haben. Das Wichtigste fassen wir hier noch einmal in Kürze zusammen:

- Unterbrechen Sie Phasen langen Sitzens regelmäßig – sei es im Wartezimmer, in Transportmitteln oder zu Hause.
- Stehen Sie bei sitzenden Aktivitäten wie Fernsehen oder Lesen regelmäßig auf.
- Versuchen Sie es mit Lesen, Fernsehen und Telefonieren im Stehen.
- Für alle Smartphone-nutzenden Senioren: Nachrichten schreiben und telefonieren geht auch im Stehen.
- Seien Sie so viel wie möglich in Bewegung.

- Legen Sie möglichst viele Strecken zu Fuß zurück. Steigen Sie Treppen, gehen Sie spazieren und erledigen Sie kleine Einkäufe zu Fuß.
- Leichte Bewegungen wie Wäsche aufhängen oder Gartenarbeit eignen sich gut, um aktiv zu werden.
- Führen Sie einfache Gleichgewichtsübungen durch.
- Seien Sie aktiv und spielen mit Enkeln, Freunden und Bekannten.

Natürlich machen chronische Erkrankungen es manchmal nicht einfacher, sich regelmäßig zu bewegen. Je nach Grunderkrankung bzw. Schwere der Erkrankung kann jedoch in den meisten Fällen doch ein gewisses Maß an Bewegung durchgeführt werden. Wassergymnastik, Aquajogging und Schwimmen eignen sich häufig ebenso wie Wandern, Walking oder einfaches Gehen. Im Wasser ist zum Beispiel von Gelenkbeschwerden und Übergewicht meist nichts zu spüren. Im Allgemeinen gilt, dass ältere Menschen und Personen mit chronischen Erkrankungen so aktiv sein sollten, wie es ihre jeweilige gesundheitliche Situation zulässt. Zusammen mit einem Arzt oder Physiotherapeuten können Art und Umfang von Bewegung besprochen werden.

Und denken Sie daran, für weniger Sitzen – und ebenso für mehr Bewegung – ist es nie zu spät!

Über bewegtes Sitzen oder Wie man richtig sitzt

Schön und gut, nun haben Sie einiges über mögliche Maßnahmen zur Unterbrechung sowie zur allgemeinen Reduktion des Sitzens gelesen. Was aber, wenn trotz all dieser Maßnahmen immer noch eine erhebliche Zeit mit sitzenden Tätigkeiten ausgefüllt ist? Kann man diese Zeit dann nicht wenigstens einigermaßen „gesund“ absitzen? Nach dem Motto: Wenn schon sitzen, dann zumindest richtig? Zu diesem Thema gibt es bereits einige Ratgeber, die das „richtige“ Sitzen insbesondere im Hinblick auf die Vermeidung von Haltungsschäden und Komplikationen am Bewegungsapparat erklären. Im Gegensatz dazu möchten wir Sie grundsätzlich von den Vorteilen des Nichtsitzens bzw. des Weniger-Sitzens überzeugen und werden Ihnen daher die Grundzüge des richtigen Sitzens nur in Kürze erläutern.

Die optimale Sitzhaltung erlaubt der Wirbelsäule, auch im Sitzen ihre physiologische Form einzunehmen, die natürliche Doppel-S-Form. Wie geht das? Versuchen Sie, bereits beim Hinsetzen das Becken leicht nach vorne zu kippen. Dadurch richtet sich der Brustkorb auf und die Halswirbelsäule streckt sich.

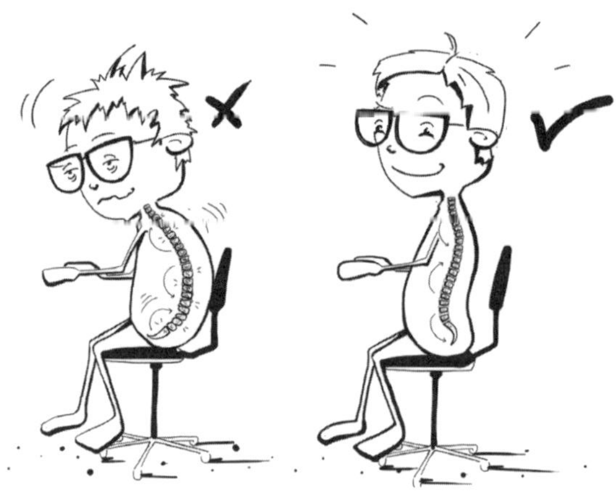

PHYSIOLOGISCHE SITZHALTUNG

Aber auch die optimale Sitzhaltung lässt sich nicht auf Dauer aushalten, daher muss Bewegung in die Sache. Vielleicht ist Ihnen selbst schon einmal aufgefallen, dass Sie nach einiger Zeit des Stillsitzens anfangen, sich auf Ihrem Stuhl zu bewegen. Das spiegelt nur das natürliche Bedürfnis Ihres Körpers nach Bewegung (beim Sitzen) wider. Widmen Sie diesem Bedürfnis ruhig etwas mehr Aufmerksamkeit, und machen Sie sich das Bewegungssitzen bewusst.

Die Umsetzung folgender Tipps lässt Sie schnell zum bewegten Sitzer werden:

- Spannen Sie Ihre Gesäßmuskulatur an und lösen Sie die Spannung wieder.
- Verlagern Sie Ihr Gewicht mal auf die rechte und mal auf die linke Gesäßhälfte.
- Kippen Sie das Becken nach vorne und zurück. Kreisen Sie Ihr Becken.
- Führen Sie mit Ihrem Brustkorb Bewegungen zur Seite bzw. nach vorne und zurück aus. Kreisen Sie Ihren Brustkorb.
- Beugen Sie Ihren Kopf nach vorne (Kinn zur Brust) und zurück (Blick zur Decke).

Integrieren Sie diese und andere kleine Bewegungen wie beispielsweise Dehnübungen in Ihren Sitzalltag!

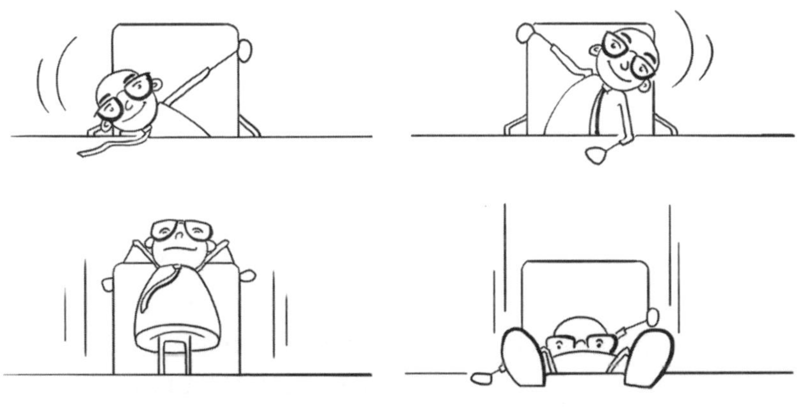

BEWEGTES SITZEN

Eine weitere Bewegung, die zwar weder die optimale Sitzhaltung widerspiegelt noch auf große Begeisterung bei Ihren Kollegen bzw. Ihrem Vorgesetzten stoßen wird, ist das zeitweilige Hochlegen der Füße auf den Tisch. Dennoch bringen hochgelegte Füße durchaus Vorteile für Ihre Gesundheit mit sich. So wird beispielsweise der Rückfluss des Blutes zum Herzen erleichtert und damit der Kreislauf unterstützt. Bevor Sie sich aber in diese sitzende Bewegungspause begeben, sollten Sie sichergehen, dass Sie auch Ihre Bürokollegen über die gesundheitlichen Vorteile des Füße-auf-den-Tisch-Legens aufgeklärt haben und dass nicht ausgerechnet in den paar Minuten, die Sie so verbringen, der nächste Geschäftspartner oder Ihr Vorgesetzter zur Tür hereinkommt.

Trotz aller Regeln zum ergonomischen Sitzen gilt: Je weniger Zeit Sie im Sitzen verbringen und je häufiger Sie das Sitzen unterbrechen, desto besser!

Über die besten Stühle und andere technische Details zu Sitzmöbeln

Ob Sie sich nun in Ihrer Funktion als Arbeitnehmer, Arbeitgeber, Privatperson, Lehrkraft, Elternteil oder in sonst irgendeiner Form darüber Gedanken machen, welche Hilfsmittel Ihnen oder den Personen in Ihrer Umgebung das Aufstehen erleichtern können – es gibt einige Punkte, die Sie beachten sollten, wenn Sie sich über die Anschaffung von Möbelstücken Gedanken machen, die die Sitz-Steh-Dynamik (vermeintlich) fördern sollen. Bevor wir Sie jedoch mit diesen vertraut machen, möchten wir Ihnen eine einfache Antwort auf die Frage nach dem vermeintlich besten Stuhl geben – und zwar ganz egal, ob Büro-, Schreibtisch- oder Esszimmerstuhl:

Der beste Stuhl ist schlicht und ergreifend der, auf dem Sie gerade *nicht* sitzen! Und zwar nicht deshalb, weil ein anderer Stuhl vielleicht ergonomischer oder bequemer wäre, sondern weil es allgemein besser ist, nicht bzw. weniger zu sitzen.

Für den (Büro-)Stuhl, auf dem Sie jedoch sitzen – und das sogar nicht wenig –, gelten folgende Kriterien:

- Die Sitzhöhe muss so einstellbar sein, dass beide Füße vollständig und bequem auf dem Boden platziert werden können.
- Ober- und Unterschenkel sowie Oberkörper und Oberschenkel bilden jeweils einen rechten Winkel.
- Die Sitzfläche sollte das Abkippen des Beckens nach hinten verhindern.
- Die Rückenlehne sollte hoch genug sein, d.h. mindestens bis zu den Schulterblättern reichen.
- Benutzen Sie die ganze Sitzfläche und die Rückenlehne.
- Die Armauflagen sollten die Ablage des Eigengewichts der Arme unterstützen.
- Wenn die Finger auf der Tastatur liegen, sollten Ober- und Unterarme einen rechten Winkel bilden.

Über weitere Mindestanforderungen, die ein Bürostuhl in Bezug auf Maße, Sicherheit und Sonstiges verfügen sollte, informiert die Norm DIN EN 1335. Darüber hinaus haben sich eine ganze Reihe an Designern und Entwicklern diverse alternative Sitzmöglichkeiten einfallen lassen, darunter Hochstühle, Kniestühle, Pendelstühle und andere. Diese mögen zwar zu mehr Variation bei der Sitzhaltung beitragen, lösen aber nicht das zugrundeliegende Problem. Es sind und bleiben Stühle, auf denen gesessen wird!

Nun gibt es aber nicht nur Alternativen zum herkömmlichen Stuhl, sondern auch zum dazugehörigen (Schreib-)Tisch. Neben Stehpulten, die in der Regel als zusätzliches Möbelstück neben einem regulären Schreibtisch platziert werden, gibt es noch die praktische Variante, die sowohl das

Arbeiten im Sitzen als auch im Stehen ermöglicht: der höhenverstellbare Sitz-Steh-Schreibtisch. Diese sind in diversen Ausführungen und unterschiedlichen Preisklassen auf dem Markt erhältlich und haben den Vorteil, dass die Arbeit durch einen Positionswechsel kaum unterbrochen werden muss. Selbst Computertätigkeiten können direkt weitergeführt werden.

Wenn Sie über ein Stehpult oder über einen höhenverstellbaren Sitz-Steh-Schreibtisch verfügen, dann sollten Sie zunächst sicherstellen, dass dieser auch aktiv und regelmäßig genutzt wird. Darüber hinaus ist es essentiell, einige Kriterien zu überprüfen, damit Stehpult und Co auch gut dastehen! So sollten Stehpulte ausreichend hoch und höhenverstellbar sein und die Pultplatte sollte groß genug sein und über eine Neigungsmechanik verfügen. Mobile Stehpulte können Ihnen auf Schritt und Tritt folgen und eine integrierte Fußstütze lässt das Arbeiten am Stehpult dann sogar noch ganz lässig aussehen. Praktisches Zubehör wie Ablagen, Lampe oder Telefonarm erweitern die Möglichkeiten eines Stehpults.

Für die ganz Versierten gibt es noch eine spezielle Variante, die zwar im Hinblick auf weniger Sitzen und mehr Bewegung durchaus zu empfehlen ist, jedoch zum einen nicht für jedes Büro geeignet ist und zum anderen nicht unbedingt von jedem gerne genutzt wird: das Schreibtisch-Laufband oder der Laufband-Schreibtisch. Hierbei ist ein Laufband, wie Sie es sonst aus dem Fitnessstudio kennen, mit einem höhenverstellbaren Schreibtisch ausgestattet, an dem Sie dann Ihr Workout direkt bei der Arbeit absolvieren können.

Unterm Strich gilt, dass wir unsere Sitzgewohnheiten nicht allein auf die Möblierung oder die Raumgestaltung schieben können. Vielmehr ist es häufig eher eine Frage der Gewohnheit, das Sitzen zu unterbrechen und zu reduzieren. Und dafür ist wiederum nicht immer eine Investition oder eine Neuanschaffung vonnöten. Manchmal reichen bereits ein paar kreative Ideen aus, und der Schreibtisch bzw. die Umgebung kann im Nu für Arbeiten, Hausaufgaben und sonstige Tätigkeiten im Stehen genutzt werden.

Wie Sie auch ohne Zubehör oder in den Schreibtisch integrierte Laufbänder auf einfache Art und Weise weniger Sitzen und mehr Bewegung in Ihren Alltag bringen können, zeigen wir Ihnen im nächsten Kapitel.

Weniger sitzen – und mehr schwitzen!

Um die Quintessenz dieses Buches noch einmal auf den Punkt zu bringen: Sitzen Sie weniger! Und bewegen Sie sich häufiger – und mehr! Diese beiden Regeln verfolgen unweigerlich dasselbe Ziel. Denn je weniger Sie sitzen, desto aktiver sind Sie. Jegliche Zeit, die Sie nicht mit Sitzen verbringen, verbringen Sie unweigerlich mit irgendeiner Form von Bewegung (vorausgesetzt, Sie schlafen nicht). Ganz unabhängig davon, mit welcher Intensität die Bewegung durchgeführt wird, gilt der Grundsatz: Je mehr Bewegung, desto besser! Im Alltag aktiv(er) zu werden – das ist das überragende Ziel.

Es muss jedoch nicht immer maximale Belastung beim Sport sein, auch Alltagsaktivitäten mit niedriger Intensität zahlen sich für Ihre Gesundheit aus. Gehen Sie spazieren, fahren Sie mit dem Rad, arbeiten Sie im Garten – die Liste an leichten Aktivitäten ist unendlich. Auch Hausarbeiten wie Putzen, Wäsche aufhängen oder Einkaufen gehören dazu – Tätigkeiten also, die für viele von uns im Alltag ohnehin dazugehören. Vielleicht macht das Staubsaugen in Zukunft ja auch ein bisschen mehr Spaß, wenn Sie wissen, dass Sie dabei Ihrer Gesundheit etwas Gutes tun?

Haben Sie Ihr Sitz- und Bewegungsverhalten bereits dahingehend verändert, dass Sie

- weniger sitzen,
- häufiger aufstehen
- und sich insgesamt mehr bewegen?

Dann haben Sie bereits alle wesentlichen Punkte aus diesem Buch umgesetzt und können sichergehen, dass es Ihrer Gesundheit gut tun wird. Sie können dann damit beginnen, sich über weitere für die Gesundheit relevante Verhaltensweisen Gedanken zu machen, die häufig mit langem Sitzen einhergehen – zum Beispiel dem Verzehr von Knabbereien, Süßigkeiten und Co.

Sitz-Snacks

Hand aufs Herz: Wie häufig steht bei Ihnen ein Snack bereit, wenn Sie fernsehen, Computerspiele spielen oder einer anderen sitzenden Tätigkeit nachgehen? Kreuzen Sie an:

☐ So gut wie immer
☐ Oft
☐ Selten
☐ Nie

Und für all diejenigen, die „so gut wie immer" oder „oft" angekreuzt haben – mal ehrlich: Welche der folgenden Snacks verzehren Sie dabei in aller Regel?

☐ Salzige Backwaren (z.B. Chips)
☐ Süßigkeiten
☐ Fast-Food
☐ Nüsse
☐ Rohkost (Obst, Gemüse)

Analog zur Nahrungsaufnahme werden beim Fernsehen/Computerspielen häufig auch kalorienreiche und zuckergesüßte oder alkoholische Getränke konsumiert.

Wie fast immer gilt die Devise, dass gegen einen Konsum in Maßen nichts einzuwenden ist. Wer beispielsweise einmal im Monat ins Kino geht, dabei ein Bier trinkt und eine Tüte süßes Popcorn verdrückt, sich aber ansonsten weitgehend gesund ernährt und allgemein darauf achtet, seine Sitzzeiten möglichst gering zu halten bzw. zu unterbrechen, und sich ausreichend bewegt, der braucht auch in Zukunft nicht auf solche Ausnahmen zu verzichten. Wenn Fernsehen bzw. Filmschauen bei Ihnen aber eine eher häufige Freizeitbeschäftigung darstellt und es dabei eher zur Regel als zur Ausnahme gehört, den Inhalt einer Packung Chips, einer Tüte Gummibärchen oder einer Tafel Schokolade in Ihren Magen wandern zu lassen, sollten Sie sich vielleicht ein paar Gedanken machen, wie Sie zum einen die Nahrungszufuhr während des Fernsehens etwas gesundheitsförderlicher gestalten können, und zum anderen, wie Sie Ihr Sitzverhalten beim Filmschauen optimieren können. Gehört bei Ihnen vielleicht auch das Rauchen einer oder mehrerer Zigaretten zum Filmschauen dazu? Oder genießen Sie häufig ein Bierchen vor dem Fernseher? Für alle begeisterten Seriengucker: Gehören bei Ihnen Snacks und besondere Getränke zu einem unterhaltsamen Serien-Abend dazu? Und wer verfolgt die Übertragung des aktuellen Fußballspiels nicht gerne mit einem Gläschen Bier oder ein paar Chips?

Im Folgenden geben wir Ihnen ein paar praktische Tipps mit an die Hand, was Sie in Bezug auf Snacken usw. beim Fernsehen (und natürlich auch bei anderen sitzenden Tätigkeiten) beachten können:

- Fernsehzeit ist nicht gleich Essenszeit. Das heißt, Mahlzeiten sollten nicht beim Fernsehen gegessen werden, sondern zu separaten Zeiten.
- Versuchen Sie es mal mit gesunden Snacks. Dafür gibt es eine Vielzahl an durchaus leckeren Rezeptideen.

Probieren Sie es zum Beispiel mit selbst gemachten Apfelchips, Dips oder Nussmischungen.

- Halten Sie sich auch beim Fernsehen an Getränke wie Wasser oder andere kalorienfreie Getränke oder ungesüßten Tee. Auch Wasser kann man leicht mit einem Schuss Zitronensaft oder ein paar Blättern frischer Minze geschmacksmäßig aufwerten.
- Stehen Sie regelmäßig auf, um sich eine frische Tasse Tee oder ein neues Glas Wasser zu holen. Stellen Sie also nicht mit einer Kanne Tee oder einer Flasche Wasser das Sitzen während der gesamten Fernsehdauer sicher.
- Verzichten Sie auf zuckergesüßte Getränke. Diese erhöhen Ihr Risiko für Übergewicht und Diabetes mellitus Typ II.
- Auch auf alkoholische Getränke sollten Sie verzichten. Diese sind häufig ebenfalls kalorienreich, und der Konsum von Alkohol ist mit vielen gesundheitlichen Risiken verbunden.
- Verzichten Sie auf das Rauchen. Bestenfalls natürlich nicht nur während des Fernsehens, sondern auch im übrigen Alltag. Dass Rauchen schädlich für Ihre Gesundheit ist, ist aber ein anderes Thema, das den Rahmen dieses Buches sprengen würde. Wenn es Ihnen aber nicht möglich ist, einen Film anzusehen, ohne dabei mindestens eine Zigarette zu rauchen, dann tun Sie dies zumindest nicht auf dem Sofa. Stehen Sie auf und gehen Sie vor die Tür: Dadurch schaffen Sie sich Bewegung und verschonen Ihre Mitmenschen von ebenfalls gesundheitsschädlichem Passivrauch.

Im Laufe des Kapitels 3 „Wie wir wieder auf die Beine kommen“ haben wir Sie nun mit allerlei Ideen, Tipps und Tricks vertraut gemacht, wie Sie gegen den kleinen, hundsgemeinen Sitzteufel ankämpfen und wieder auf die Beine kommen können. Denken Sie nun noch einmal über Ihre Ziele nach, die Sie sich zu Beginn des Kapitels gesetzt haben. Kann aus diesen *gesetzten* Zielen in Ihrem Alltag ein gezielter *Aufstand* werden? Sehen Sie die Möglichkeit, einige der vorhin von Ihnen genannten Hindernisse zu überwinden? Wir wünschen Ihnen schon jetzt viel Vergnügen bei der Umsetzung Ihrer Ziele und viel Erfolg dabei, das Sitzen Schritt für Schritt sitzen zu lassen und immer häufiger, immer länger und mit immer mehr Schwung wieder auf die Beine zu kommen!

Im nächsten Kapitel werden wir uns noch mit einigen Aspekten befassen, die uns in unserem individuellen Vorhaben, weniger zu sitzen, deutlich unterstützen könnten. Wie Schule, Arbeitsplatz, Stadtplanung und Politik uns dabei helfen können, wieder auf die Beine zu kommen, lesen Sie jetzt im Kapitel 4 „Wie Schule, Chef und Staat dazu beitragen können, dass wir wieder auf die Beine kommen“.

Das sitzt! Das Wichtigste in Kürze: Wie wir wieder auf die Beine kommen

- Setzen Sie sich möglichst konkrete und umsetzbare Ziele gegen das Sitzen.
- Jeder gezielte Aufstand beginnt zunächst im Kopf.
- Jeder Aufstand tut Ihnen und Ihrer Gesundheit gut.
- Steigen Sie um – vom Autofahren und anderen passiven Transportmöglichkeiten auf Fahrradfahren oder Laufen.
- Steigen Sie aus – und zwar frühzeitig! Aus Auto, Bus oder Bahn lieber ein paar Meter bzw. eine Haltestelle eher aussteigen und den Rest laufen.
- Kinder sollten daran gewöhnt werden, bei sitzenden Tätigkeiten wie Hausaufgaben oder Bildschirmmedienkonsum regelmäßig den Aufstand zu proben.
- Verbringen Sie weniger als die Hälfte Ihrer täglichen Arbeitszeit im Sitzen, dafür jeweils mindestens ein Viertel der Arbeitszeit im Stehen und in Bewegung.
- Wenn Sie sitzen, werden Sie zum bewegten Sitzer.
- Wenn Sie beim Sitzen gerne snacken, achten Sie auf gesunde Snacks.
- Denken Sie daran: Der beste Stuhl ist der, auf dem Sie gerade nicht sitzen.
- Sitzen Sie weniger – und bewegen Sie sich mehr!

4

Wie Schule, Chef und Staat dazu beitragen können, dass wir wieder auf die Beine kommen

Wie würden wir darauf reagieren, wenn in sämtlichen Klassenzimmern und Büros nur noch höhenverstellbare Sitz-Steh-Schreibtische stünden – und wenn diese gar von Krankenversicherungen subventioniert werden würden? Was wäre, wenn Arbeitgeber Strategien für Steh- und Geh-Meetings hätten – und für diese belohnt werden würden? Wie würde unser Sitzverhalten aussehen, wenn Konferenzräume am Arbeitsplatz keine Stühle mehr hätten? Würden wir Karten für Stehplätze im Theater kaufen, wenn diese einen besseren Blick auf die Bühne erlauben würden als teure Sitzplätze? Wenn die Hälfte der Tische im Restaurant Stehtische wären, würden wir es vorziehen, im Stehen zu essen? Und würden wir uns für das private Umfeld schicke Stehtische und extravagante Hocktoiletten zulegen, wenn es ein ansprechendes Angebot gäbe?

Bisher haben wir uns nur mit Maßnahmen befasst, die jeder Einzelne von uns selbst steuern und in seinen Alltag integrieren kann. Diese sind in aller Regel ad hoc umsetzbar – vorausgesetzt, wir haben es uns zum Ziel gesetzt, dem inneren Sitzteufel tatsächlich den Kampf anzusagen. Im Grunde spricht also nichts mehr dafür, sitzenbleiben zu müssen! Aber: Eine effektive Änderung des Sitzverhaltens wird zusätzlich dadurch gefördert, dass auch Bereiche, die über das Individuum hinausgehen, wie beispielsweise Gesellschaft, Politik und Umwelt, mit an der (Um-)Gestaltung von Sitzplätzen arbeiten.

Es genügt also nicht, sich nur auf die Individualebene zu konzentrieren. Auch die Interaktionen des Individuums mit seiner physischen und soziokulturellen Umwelt müssen mit einbezogen werden. Eine Veränderung individueller Verhaltensweisen kann durch Umgebungseinflüsse behindert oder beschränkt werden, wenn diese nicht in die gleiche Richtung wirken. Eine (unter-)stützende Umgebung ist daher maßgeblich für eine erfolgreiche Veränderung des Sitzverhaltens. Und auch wenn jeder Einzelne durchaus seine Einstellung dem Sitzen gegenüber ändern kann, bedarf es doch einiger, über den Einzelnen hinausgehender Anstrengungen, um die gesellschaftliche Haltung dem Sitzen gegenüber zu verändern.

Dieser Aspekt fällt auch Zuhörern bei Vorträgen und Vorlesungen zum sitzenden Lebensstil meist recht schnell auf. Nachdem das Bewusstsein dafür geweckt ist, wie viel Zeit das Sitzen im Alltag in Anspruch nimmt, und es dann konkret darum geht, das Sitzen zu reduzieren, kommen – zu Recht – häufig Einsprüche in Form von: „Aber wie soll ich denn weniger sitzen, wenn die meisten Räumlichkeiten darauf aus- bzw. eingerichtet sind, dass man sich darin gar nicht anders aufhalten kann als eben sitzend?“ Oder „Wie würde denn meine Umwelt darauf reagieren wenn ich einfach stehenbleiben würde?“

Stellen Sie sich vor, Sie haben sich fest vorgenommen, in der Arbeit weniger zu sitzen, werden aber sowohl von Ihrem Vorgesetzten als auch von Ihren Kolleginnen und Kollegen dazu nur milde belächelt. Außerdem hat das Unternehmen erst kürzlich in eine neue Büroausstattung investiert – allerdings ausschließlich in Mobiliar, das nicht anders als im Sitzen genutzt werden kann. Da brauchen Sie schon eine Menge an Durchhaltevermögen und Motivation, um sich nicht von Ihrem Vorhaben abbringen zu lassen. Stellen Sie sich nun die gleiche Ausgangssituation mit anderen Rahmenbedingungen vor: Sie sind hoch motiviert, in der Arbeit weniger Zeit mit sitzenden Tätigkeiten zu verbringen, und informieren Ihren Chef über Ihr Vorhaben. Dieser reagiert ganz begeistert und berichtet Ihnen, dass er erst kürzlich ein interessantes Buch über die gesundheitlichen Auswirkungen des übermäßigen Sitzens gelesen habe und das Thema sogleich auf Unternehmensebene angehen wolle. So habe er bereits mehrere Maßnahmen angestoßen: von einer innerbetrieblichen Informationsveranstaltung zu diesem Thema über künftige Sitzungen in Form von Steh-Meetings sowie über die Neuausstattung von Büros und Konferenzräumen mit Stehpulten und höhenverstellbaren Sitz-Steh-Schreibtischen. Die Antwort auf die Frage, in welcher der beiden Umgebungen Sie Ihr Vorhaben, während der Arbeit weniger zu sitzen, leichter umsetzen können, erübrigt sich wohl von selbst.

Dieses Beispiel trifft natürlich nicht nur auf den Arbeitsplatz zu, sondern ist auf so gut wie alle Bereiche unseres alltäglichen Lebens übertragbar. In den nachfolgenden Kapiteln wird es daher um die Relevanz von mehrdimensionalen, vielseitigen Ansätzen mit einer unterstützenden Umwelt und Politik gehen, die dazu beitragen sollten, ideale Bedingungen zur Stärkung von gesundheitsbewusstem Verhalten der Bevölkerung und des Einzelnen zu schaffen. Wir werden uns dabei überwiegend auf die Bereiche Schule und Arbeitsplatz konzentrieren, aber auch Einblicke in die Möglichkeiten der Gestaltung des öffentlichen Raums, der Politik und der Medien geben – sind uns aber sehr wohl darüber bewusst, dass einige der erwähnten Möglichkeiten zumindest derzeit etwas realitätsfern erscheinen mögen. Dennoch möchten wir auch auf diese Möglichkeiten hinweisen, da deren Umsetzbarkeit durchaus denkbar ist.

Still sitzen – muss das wirklich sein?

Es ist eine Sache, sich darum zu bemühen, einem Kind im privaten Umfeld zu vermitteln, wie es weniger Zeit mit sitzenden Tätigkeiten verbringen oder diese häufiger unterbrechen kann. Tipps dazu haben wir Ihnen bereits gegeben. Es ist aber eine andere Sache, wie das Sitzverhalten eines Kindes während der Zeit aussieht, die es außerhalb des Hauses bzw. des elterlichen Einflusses verbringt. So verbringt das Kind (zumindest an Wochentagen und außerhalb der Schulferien) einen großen Teil des Tages in der Schule und/oder in Betreuungseinrichtungen, auf die wir als Eltern oder Einzelperson – nicht nur was das Sitzen anbelangt – tendenziell eher wenig Einfluss nehmen können.

Wie Immanuel Kant bereits vor mehr als 200 Jahren sagte, dient die Schule mitunter dazu, die Kinder an das Stillsitzen zu gewöhnen. Auch erwähnten wir bereits, dass das Schulwesen somit in zweierlei Hinsicht zu einem *Stuhlwesen* beiträgt: einmal als die vorrangige Institution, die die Kinder an das Stillsitzen auf Stühlen gewöhnt, und einmal, indem es genau dadurch dazu beiträgt, dass aus dem bewegten Wesen des Kindes ein (möglichst angepasstes) Stuhlwesen wird.

Natürlich hat sich im Hinblick auf die Gestaltung des Schulunterrichts in den letzten 200 Jahren einiges getan, und immer häufiger werden Lernformen angewandt, die Kindern mehr Bewegungsmöglichkeiten bieten. Nichtsdestotrotz stellt das Sitzen auch heutzutage noch die vorrangige Haltung im Unterricht dar. Und auch wenn das In-der-Ecke-Stehen zumindest aus pädagogischer Sicht zu Recht nicht mehr praktiziert wird, so ist das Nachsitzen – im Hinblick auf die Gesundheit – definitiv auch nicht besser.

Um dem Dauersitzen in Schulen entgegenzuwirken, können verschiedene Strategien angewandt werden, die man bestenfalls wiederum miteinander kombiniert. Zum einen geht es darum, die „richtigen" Schulmöbel zur Verfügung zu stellen. Dafür können die DIN-Normen als Orientierungshilfe gelten. Vor allem geht es aber auch darum, diese „richtigen" und ergonomisch optimierten Schulmöbel in regelmäßigen Abständen an die Körpergröße des Kindes anzupassen. Das heißt: Solange sich Kinder im Wachstum befinden, sollte eine regelmäßige (ca. halbjährliche) Anpassung der Höhe von Tisch und Stuhl an die jeweilige Körperhöhe des Kindes erfolgen. Ergänzend zu einer konventionellen Ausstattung der Klassenzimmer mit herkömmlichen Tischen und Stühlen können Stehtische für mehr Dynamik im Unterricht sorgen. Dennoch ist es – genauso wie in allen übrigen Bereichen auch – mit einer optimalen Ausstattung und Anpassung des Mobiliars natürlich bei weitem nicht getan.

Es bedarf darüberhinaus einer grundsätzlichen Änderung der Einstellung dem innerschulischen Sitzen gegenüber. Hierbei führen wiederum mehrere Wege bzw. Konzepte zum Ziel. Das bereits beschriebene „bewegte Sitzen" sollte dabei ebenso im Vordergrund stehen wie bewegtes Lernen – also Unterricht in Bewegung – und Bewegungspausen. Zeiten, die im Sitzen verbracht werden müssen, sollten daher genutzt werden, um möglichst dynamisch zu sitzen. Zappelphilipp hin oder her, Stillsitzen sollte in der Schule nicht das oberste Gebot sein! Die Schüler sollten darin angeleitet und schließlich auch dazu ermutigt werden, am Sitzplatz in Bewegung zu sein. Leichte Bewegungen des Beckens, des Brustkorbes, des Kopfes usw. können auch ohne Zappelei schnell zu mehr Bewegung führen. Ein weiteres Angebot an verschiedenen Sitzmöglichkeiten, Zubehör wie Sitzkissen oder Pultaufsätze oder der Einsatz von speziellen Kippelstühlen können das dynamisch-bewegte Sitzen zudem fördern.

Über die gesundheitlichen Vorteile des Zappelns:
Definition: Unter „Zappeln" wird das Ausführen schneller, kurzer, heftiger, stoßartiger Hin-und-her-Bewegungen mit den Gliedmaßen oder mit dem ganzen Körper verstanden.
In unserer Gesellschaft hat das Wort Zappeln häufig einen negativen Beigeschmack. So wird beim Zappelphilipp beispielsweise schnell der Verdacht auf ein Hyperkinetisches Syndrom geschöpft. Unabhängig davon hat sich tatsächlich der ein oder andere durch übermäßiges Gezappel und Auf-dem-Stuhl-Herumgeturne schon Verletzungen unterschiedlichen Schweregrades zugezogen. Nicht zuletzt fällt vielen Menschen eine am Stuhl hin- und herzappelnde Person schlichtweg als störend oder nervig auf.
Aber: Bevor Sie einen Zappelphilipp (und zwar egal ob Kind oder Erwachsener) das nächste Mal mit Kommentaren wie „Dein Gezappel macht mich ganz nervös!" oder „Kannst du nicht mal ruhig sitzen?" ermahnen, denken Sie an Folgendes: Personen, die lange sitzen (müssen), haben – wie wir bereits in Kapitel „Wir sitzen uns zu Tode" gesehen haben – ein erhöhtes Risiko, früher zu versterben. Nun aber aufgepasst: Bei Personen, die genauso lange sitzen (müssen), aber dabei zappeln, ist das Risiko, früher zu versterben, nicht erhöht! Zappeln kann somit als gesundheitsförderliche Maßnahme durchaus angebracht sein.

Nach Möglichkeit sollte aber auch in der Schule jede Möglichkeit dazu genutzt werden, das Sitzen zu unterbrechen. Dazu bieten sich diverse Formen des bewegten Lernens an. Im Auftrag des Bundesministeriums für Gesundheit hat die Bundeszentrale für gesundheitliche Aufklärung (BzgA) die Broschüre „Unterricht in Bewegung" mit Materialien für die Grundschule (1. bis 4. Klasse) herausgegeben. Diese wurde von einem Expertenteam erarbeitet und enthält diverse unterrichtspraktische, attraktive und fachdidaktisch tragfähige Ideen und Materialien für mehr Bewegung im Unterricht in den Lernbereichen Deutsch, Mathematik und Sachunter-

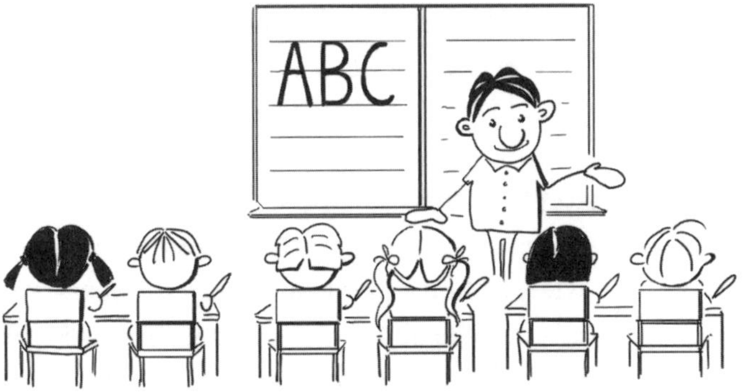

DAS HERKÖMMLICHE KLASSENZIMMER

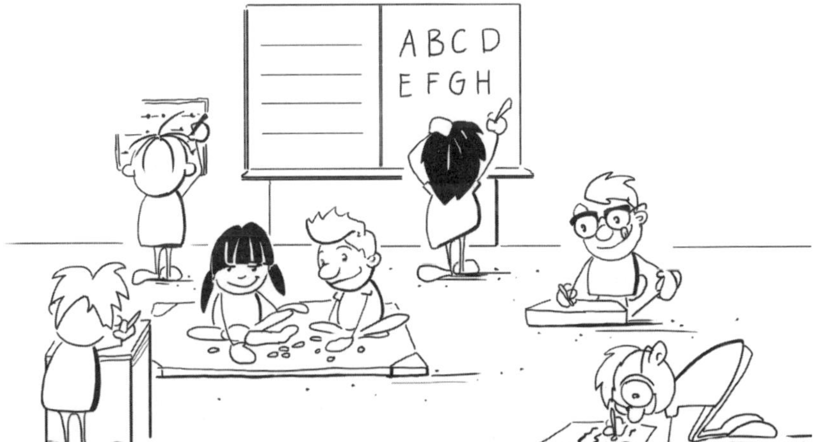

DAS BEWEGTE KLASSENZIMMER

richt. So können im Unterricht beispielsweise Wörter gesprungen werden, geometrische Flächen mit dem Körper dargestellt werden oder elektrische Stromkreise in bewegten Modellen von den Kindern nachgespielt werden. Die Materialien können kostenlos über die BzgA bezogen werden. Darüber hinaus gibt es natürlich noch eine ganze Reihe an weiteren wertvollen Materialien, die Lehrerinnen und Lehrern und allen, die es einmal werden wollen, zur Verfügung stehen.

Grundsätzlich sei darauf hingewiesen, dass für bewegten Unterricht und Lernen in Bewegung in aller Regel kaum Zubehör, geschweige denn spezielle Bewegungsräume, benötigt werden. Die Konzepte des bewegten Lernens sind also prinzipiell in jedem Klassenzimmer jeder schulischen Einrichtung UND von jeder Lehrkraft durchführbar! Und auch wenn natürlich an einigen Stellen definitiv noch Potenzial für mehr Bewegung im Unterricht vorhanden ist, so können Sie dennoch davon ausgehen, dass viele Schulen bzw. Lehrkräfte die Vorteile des bewegten Unterrichts – die zu den Nachteilen des dauerhaften Stillsitzens im Unterricht hinzukommen – bereits erkannt haben und dass die Entwicklung in diesem Bereich in den letzten Jahren und Jahrzehnten sehr positiv war.

In Ergänzung zu bewegtem Sitzen und Unterricht in Bewegung stellen Bewegungspausen einen weiteren wichtigen Baustein für weniger Sitzen und mehr Bewegung in der Schule dar. Bewegungspausen beinhalten dabei sowohl gezielte Bewegungs- und Entspannungsaktivitäten während des Unterrichts als auch eine für Bewegung, aber auch für Entspannung förderliche Umgebung während der Unterrichtspausen.

Bis sich aktive Unterrichtsformen, die sich noch mehr vom Sitzen wegbewegen, großflächig durchsetzen, wird es aber vermutlich noch eine Weile dauern. Dazu ist eine ganze Reihe an motivierten und engagierten Lehrkräften vonnöten, die wiederum auf die breite Unterstützung von Eltern sowie auf ein förderliches Arbeitsumfeld, also eine Schule, die zum Aufstehen einlädt und in der jeglicher Aufstand gern gesehen wird, treffen.

Um – nicht nur im Schulwesen – aus der Kultur des Sitzens wieder eine Kultur des (Auf-)Stehens zu machen, müssen viele der derzeit gültigen gesellschaftlichen Normen und gängigen Verhaltensweisen überdacht und geändert werden. Die allermeisten Lehrkräfte an Schulen, ebenso wie Dozierende sonstiger Lehreinrichtungen, wären vermutlich ziemlich verwundert, wenn einer oder gar mehrere ihrer Schüler und Zuhörer während des Unterrichts oder Vortrags einfach aufstehen würden. Es ist also ein Prozess vonnöten, der sowohl Lehrenden als auch Lernenden vermittelt, dass es nicht auf Respektlosigkeit oder Desinteresse seitens des Zuhörers beruht, wenn dieser sich während des Unterrichts kurz erhebt und seinen Körper – und damit auch seinen Geist – wieder etwas in Bewegung versetzt.

Für die langfristige und flächendeckende Durchsetzung eines aktiven Unterrichtskonzepts ist auch ein Umdenken in der Ausbildung von Lehrern, Erziehern, Pädagogen und allen weiteren Personen, denen eine Lehrtätigkeit zukommt, erforderlich. Und dieses Umdenken sollte sich langfristig darin bemerkbar machen, dass zukünftige Lehrkräfte in ihrer Ausbildung – zusätzlich zu den gesundheitsförderlichen Auswirkungen von Bewegung und Sport – auch über die gesundheitsschädlichen Auswirkungen des langen und ununterbrochenen Sitzens aufmerksam gemacht werden und Konzepte für eine aktive Unterrichtsgestaltung vermittelt bekommen.

Sie sehen also, dass – grundsätzlich leicht umsetzbare – Ideen und Konzepte des bewegten Sitzens, des Lernens in Bewegung und der Bewegungspausen alleine nicht ausreichen, um eingefahrene und kulturell adaptierte Verhaltensweisen und Gewohnheiten wie das (Still-)Sitzen in der

Schule anzugreifen. Vielmehr bedarf es eines Umdenkens in Gesellschaft und Politik – im Sinne eines flächendeckenden Aufstands gegen den *Homo sedens*. Die Schule wäre dafür sicherlich eine der geeignetsten Institutionen, wenn nicht sogar die geeignetste Institution, da sie im Laufe eines menschlichen Lebens sehr früh in den kindlichen Bewegungsdrang eingreift.

Exkurs: An der Uni zwischen den Stühlen sitzen

In Vorlesungen über den sitzenden Lebensstil und den damit verbundenen gesundheitlichen Auswirkungen beschweren sich die aufmerksamen Studenten reihenweise darüber, warum man dem Sitzverhalten von Schülern einerseits und Berufstätigen andererseits so viel Aufmerksamkeit schenkt – dabei aber die vielen Jahre studentischen Sitzens kaum beachtet. Die Studenten säßen sozusagen zwischen den Stühlen: Zwischen jahrelangem Schulbankdrücken auf der einen Seite und berufsbedingtem Dauersitzen auf der anderen Seite seien sie zwar durchaus dankbar darüber, die Universität besuchen zu können, allerdings fände dieser, wiederum mehrere Jahre andauernde Besuch auch überwiegend im Sitzen statt.

Dieser Tatsache kann man als Dozent wenig entgegenhalten. Schon gar nicht, wenn man sich – wie es auch an den meisten modernen Universitäten und Universitätskliniken der Fall ist – in einem Hörsaal befindet, der durch und durch bestuhlt ist. Die Studenten während der Vorlesung zum Aufstehen zu ermuntern, führt nur in den allerseltensten Fällen zum Erfolg – und ist zugegebenermaßen auch für den Referenten anfangs irritierend.

Die Möglichkeiten, das studentische Dauersitzen zu unterbrechen und zu reduzieren, halten sich derzeit tatsächlich in Grenzen. Je nach Gesamtlänge der Vorlesung sollten regelmäßige Pausen eingebaut und die Studenten während dieser Zeit zum Aufstehen animiert werden. Außerdem sollte es ein langfristiges Ziel sein – ebenso wie für den Schulunterricht –, an praktikablen Bewegungsmöglichkeiten während der Vorlesung zu arbeiten, auch wenn das wiederum kaum in den Aufgabenbereich des einzelnen Dozenten fallen kann. Und auch die Um- oder Neugestaltung von Lernräumen wie Hörsälen, Seminarräumen oder Bibliotheken hin zu Bewegungsräumen, die die Sitz-Steh-Dynamik fördern, liegt derzeit noch in weiterer Ferne.

Zu guter Letzt ein beruhigender Tipp für alle Dozenten: Denken Sie bei jedem Zuhörer, der während der Veranstaltung aufsteht und den Hörsaal verlässt, an das Positive für dessen Gesundheit (in der Hoffnung, dass er sich nicht gleich direkt vor der Tür wieder niederlässt).

Warum der Chef im selben Boot sitzen sollte

Nachdem wir unsere Schulzeit erfolgreich abgesessen und darüberhinaus noch die eine oder andere Aus- oder Weiterbildung durchlaufen haben, sind wir nun in der Realität des Arbeitslebens angelangt. Für viele Berufstätige ist diese Realität gleichbedeutend mit stundenlangem und oftmals ununterbrochenem Sitzen – verbunden mit der unbequemen Wahrheit, die das Dauersitzen an einem per se eher ungefährlichen Büroarbeitsplatz mit sich bringt: einer ganzen Reihe an Gefahren für unsere Gesundheit und damit für unser Leben!

Am Beispiel von Herrn Vielsitz haben wir bereits gesehen, dass wir durchaus einige Möglichkeiten haben, das Sitzen in unserem Arbeitsalltag – ziemlich schnell und noch dazu ziemlich einfach – zu reduzieren und häufiger zu unterbrechen. Dennoch haben wir auch gesehen, dass die Umgebung am Arbeitsplatz diese individuellen Vorhaben weiter fördern – aber ebenso auch behindern – kann.

Auf was es am Arbeitsplatz ankommt, wenn es um das Thema Sitzen geht, wollen wir im Folgenden zusammenfassen:

Sitzen am Arbeitsplatz als Gesundheitsrisiko erkennen und darüber aufklären!
Gesundheitsrisiken wie Rauchen, Alkoholkonsum, ungesunde Ernährung oder Stress sind in den letzten Jahren immer mehr in den Vordergrund betrieblicher Maßnahmen zur Gesundheitsförderung der Mitarbeiter gerückt. Auch Sport-, Bewegungs- und Entspannungsangebote gehören mittlerweile in vielen Unternehmen durchaus dazu. Auf der Basis der aktuellen Forschungslage ist es nun aber an der Zeit, auch das übermäßige Sitzen am Arbeitsplatz mit in die Liste der gesundheitsschädlichen Verhaltensweisen aufzunehmen und gezielt dagegen vorzugehen. In Anbetracht der Tatsache, dass bei vielen Berufstätigen ein Großteil der täglichen Sitzzeit auf das Sitzen am Arbeitsplatz zurückgeht, hätten Maßnahmen, die darauf abzielen, eben dieses zu reduzieren, auf Bevölkerungsebene weitreichende Effekte – im Hinblick auf die Vermeidung von Krankheiten ebenso wie auf die damit verbundene gesamtökonomische Kostenersparnis. Dazu kommt natürlich, dass gesunde und motivierte Mitarbeiter ausschlaggebend für die Gesundheit und damit auch für Motivation und Leistungsfähigkeit eines Unternehmens sind. In einem Unternehmen sollte also in mehrerlei Hinsicht viel Wert darauf gelegt werden, den Risikofaktor Sitzen a) als solchen zu erkennen und b) die Mitarbeiter darüber aufzuklären und zu informieren, was sie dagegen tun können.

Sitzen im Rahmen der betrieblichen Gesundheitsförderung
Bei gesundheitlichen Risikofaktoren, die (auch) am Arbeitsplatz eine Rolle spielen, kommt häufig die Frage auf, in wessen Zuständigkeitsbereich diese Thematik innerhalb eines

Unternehmens fällt. Zumindest was das Sitzen anbelangt, ist zwar häufig ein Großteil der Mitarbeiterinnen und Mitarbeiter betroffen, aber kaum einer fühlt sich unaufgefordert dafür verantwortlich, etwas dagegen zu unternehmen. Ist es Aufgabe des Betriebsarztes, oder sollte der Personalrat die Initiative ergreifen? Die Fachkraft für Arbeitssicherheit oder die Personalleitung? Oder alle gemeinsam?

Für den Fall, dass in dem Betrieb oder in der Behörde, in der Sie tätig sind, bereits Maßnahmen zur Gesundheitsförderung stattfinden oder gar ein Gesundheitsmanagementsystem etabliert ist, werden einige oder alle dieser Akteure darin bereits eingebunden sein, und so kann auch der Risikofaktor Sitzen schnell in bestehende Strukturen integriert werden. Aber auch ohne bisher bestehende betriebliche bzw. behördliche Gesundheitsförderung oder Gesundheitsmanagement bietet sich das Thema Sitzen durchaus an, um damit einen kleinen Schritt in Richtung Gesundheitsförderung zu unternehmen.

So kann das Unternehmen beispielsweise durch Informationsveranstaltungen und Infomaterialien über die gesundheitlichen Nachteile übermäßigen und ununterbrochenen Sitzens aufklären. Dafür können Broschüren und Aushänge ebenso genutzt werden wie Intra-/Internet, Rundschreiben und ähnliche Mittel. Insbesondere Führungskräfte sollten zum Beispiel mittels Coaching gezielt darüber informiert und geschult werden, wie sie selbst zu einem bewegungsförderlichen Arbeitsklima gegenüber Mitarbeitern beitragen können. Eine (nicht nur im Hinblick auf Bewegung) dynamische Führungskraft schafft ein förderliches Arbeitsumfeld – im Gegensatz zu manch einem Vorgesetzten, für den jegliche Änderung von alteingesessenen Verhaltensmustern schlichtweg unbequem ist.

Neben umfassenden Kenntnissen (auch im Hinblick auf neue Erkenntnisse) und einer förderlichen Unternehmenskultur spielt natürlich das unmittelbare Arbeitsumfeld bzw. der Arbeitsplatz als solcher eine wesentliche Rolle. Um einen dynamischen Arbeitsplatz zu schaffen, gilt es, die Arbeitsplatzgestaltung möglichst bewegungsförderlich zu gestalten, um beispielsweise eine regelmäßige Änderung der Körperhaltung zu ermöglichen. Dazu können wiederum die bereits in Kapitel „Weg vom Sitzmarathon am Arbeitsplatz" genannten Möglichkeiten und Tipps, die jeder Einzelne umsetzen kann, flächendeckend angeboten werden.

Sie haben selbst eine Führungsposition inne und möchten das Sitzen am Arbeitsplatz in Angriff nehmen und den Aufstand Ihrer Mitarbeiter fördern? Oder haben Sie einen Vorgesetzten, den Sie von den Vorteilen des unterbrochenen Weniger-Sitzens während der Arbeit überzeugen wollen? Im Folgenden liefern wir Ihnen einige Argumente, die Sie dazu nutzen können:

- Im Rahmen von Arbeitsschutzmaßnahmen und betrieblicher Gesundheitsförderung wird der Arbeitgeber dazu aufgefordert, sich um die Gesundheit und Sicherheit seiner Mitarbeiter am Arbeitsplatz zu sorgen.
- Sich um die Gesundheit der Mitarbeiter zu kümmern, zahlt sich für das Unternehmen aus: Gesündere und zufriedenere Mitarbeiter sind produktivere Mitarbeiter.
- Das Unternehmen spart Kosten durch weniger Krankheits- und Produktionsausfälle.
- Gesundheitsfördernde Maßnahmen machen das Unternehmen attraktiv und steigern das Image.
- Als Führungskraft sind Sie up to date, wenn Sie sich bereits jetzt um das Thema Sitzen am Arbeitsplatz kümmern.
- Um Ihren Mitarbeitern zu vermitteln, dass es gesundheitsförderlich ist, das Sitzen bei der Arbeit zu

unterbrechen und zu reduzieren, sollten Sie selbst mit gutem Beispiel vorangehen.

- Stellen Sie Ihren Mitarbeitern (und sich selbst) höhenverstellbare Schreibtische, Stehtische oder Sitz-Steh-Tische zur Verfügung. Seien Sie Vorbild und motivieren Sie Ihre Mitarbeiter zur Sitz-Steh-Dynamik am Arbeitsplatz.
- Nicht jedes Büro muss mit einem eigenen Drucker ausgestattet sein. Stellen Sie zentrale Drucker zur Verfügung.
- Stehtische in Pausenräumen fordern die Mitarbeiter dazu auf, während einer Kaffeepause nicht schon wieder zu sitzen.

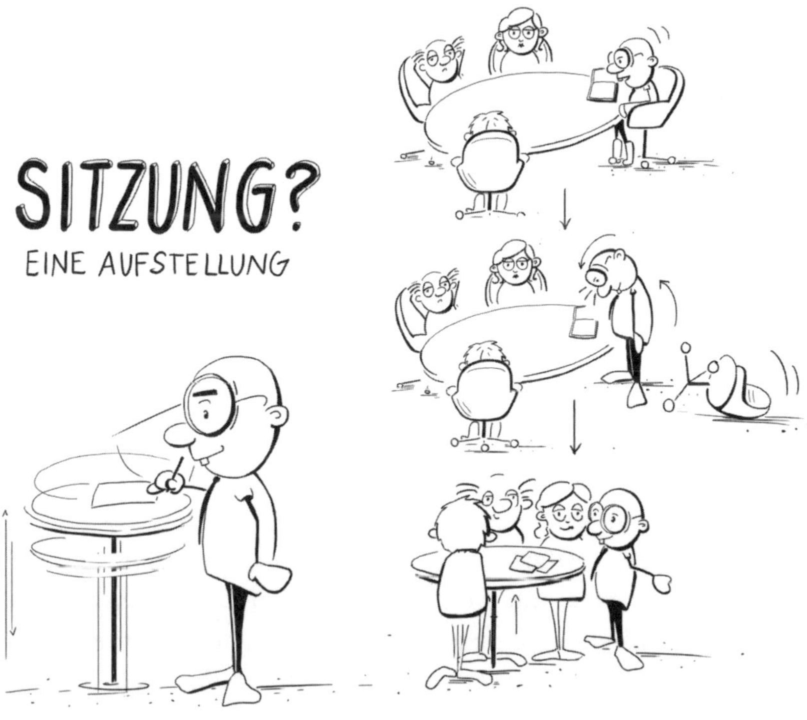

- Führen Sie Besprechungen in Form von Steh-Meetings (statt Sitzungen) durch. Steh-Meetings sind nicht nur gut für die Gesundheit Ihrer Mitarbeiter, sondern fallen in aller Regel auch kürzer aus als reguläre Sitzungen. Dabei können die Ergebnisse mindestens genauso gut, wenn nicht sogar besser ausfallen.
- Probieren Sie es einmal mit einem Geh-Meeting.
- Rituale wie das Steh-Meeting mögen auf die Beteiligten zwar anfangs befremdlich wirken, schweißen das Team aber langfristig zusammen und können zu einer Stärkung der Identifikation mit dem Unternehmen beitragen.

Es wird Ihnen vermutlich schwerfallen, Ihre Kollegen oder Mitarbeiter davon zu überzeugen, sich während der Pause oder während eines Meetings um einen Tisch zu stellen, der aufgrund seiner Höhe darauf ausgerichtet ist, dass man davor sitzt. Legen Sie also Wert auf eine gesundheitsförderliche Gestaltung der Arbeitsplätze, die sich an den neuesten wissenschaftlichen Erkenntnissen orientiert. Dazu gehört neben höhenverstellbaren Arbeitstischen, die das Arbeiten im Sitzen ebenso wie im Stehen erlauben, beispielsweise auch die Anschaffung einfacher Stehpulte. Allerdings können Sie davon ausgehen, dass die wenigsten Ihrer Mitarbeiter sich von alleine enthusiastisch auf ein Stehpult stürzen, sobald dieses im Büro steht. Vielmehr bedarf es einiges an Aufklärungsarbeit, Vorbildfunktion und Verhaltenstraining, um bei Ihren Mitarbeitern und Kollegen das Bewusstsein dafür zu schärfen, mit welchen gesundheitlichen Nachteilen das übermäßige Sitzen bzw. mit welchen Vorteilen mehr Bewegung am Arbeitsplatz verbunden ist. Schrecken Sie im Übrigen nicht vor den Kosten für die Anschaffung speziellen Mobiliars zurück – auf lange Sicht wird sich dies durch weniger Krankheits- und Produktionsausfälle für das Unternehmen auszahlen. Stellen Sie jedoch sicher, dass es mit der Anschaffung allein nicht getan ist, und arbeiten Sie kontinuierlich an der innerbetrieblichen Umsetzung und Nutzung dieses Mobiliars. Leben Sie den Aufstand vor! Sie werden sehen, die Gesundheit der Mitarbeiter und damit auch die Effektivität und Effizienz des gesamten Unternehmens werden davon profitieren.

Um noch einmal auf den Wunsch von Herrn Vielsitz nach einem höhenverstellbaren Sitz-Steh-Schreibtisch und das diesbezüglich von ihm geplante Gespräch mit seiner Vorgesetzten, Frau Verena Vorsitz, zurückzukommen: Herr Vielsitz hat Frau Vorsitz zunächst von den wissenschaftlich erwiesenen gesundheitlichen Folgen des ununterbrochenen Marathonsitzens erzählt. Dann hat er sie darüber in Kenntnis gesetzt, wie viel Zeit er durchschnittlich mit sitzenden Tätigkeiten am Arbeitsplatz verbringt und wie er diese Zeit bereits durch einzelne Maßnahmen deutlich reduzieren und das Sitzen auch häufiger unterbrechen konnte. Damit er aber zusätzlich die Möglichkeit für mehr Sitz-Steh-Dynamik während der Arbeitszeit und vor allem bei Computertätigkeiten bekommt, bittet Herr Vielsitz Frau Vorsitz um die Bereitstellung eines höhenverstellbaren Sitz-Steh-Schreibtisches. Frau Vorsitz, die den Ausführungen ihres Mitarbeiters durchaus mit offenem Ohr gelauscht hat, bittet um etwas Bedenkzeit, äußert sich aber grundsätzlich positiv gegenüber dem Vorhaben von Herrn Vielsitz im Speziellen und der Thematik im Allgemeinen.

Nach einigen Tagen bittet Frau Vorsitz ihren Mitarbeiter noch einmal zu sich ins Büro und teilt ihm mit, dass sie sich – nach Rücksprache mit der im Unternehmen für das betriebliche Gesundheitsmanagement zuständigen Person – entschlossen habe, ihren Mitarbeitern auf Wunsch höhenverstellbare Sitz-Steh-Schreibtische oder Stehpulte zur Verfügung zu stellen. Dies sei jedoch an folgende drei Bedingungen geknüpft: 1. Büroeigene Drucker werden entfernt und durch zentrale Drucker ersetzt; 2. Besprechungen werden künftig in Form von Steh-Meetings abgehalten; und 3. die Mitarbeiter, die einen höhenverstellbaren Sitz-Steh-Schreibtisch oder ein Stehpult in Anspruch nehmen möchten, verpflichten sich, an einer Informationsveranstaltung zum Thema „Weniger Sitzen und mehr Bewegung am Arbeitsplatz" teilzunehmen (die wiederum während der Arbeitszeit angeboten wird). Herr Vielsitz freut sich über die positive Reaktion seiner Vorgesetzten und kann es kaum erwarten, auch seinen Kolleginnen und Kollegen von dem geplanten Aufstand zu berichten. Auch wenn von diesen einige zunächst eher verhalten auf das Vorhaben reagierten, wurde die Abteilung von Herrn Vorsitz – auf Initiative von Herrn Vielsitz – innerhalb kurzer Zeit zum Vorzeigemodell des Unternehmens, auf das wiederum alle sehr stolz waren!

Zu optimistisch? Nun ja, es ist durchaus möglich, dass nicht alle Vorgesetzten so dynamisch in den Aufstand starten wie Frau Vorsitz aus unserem Beispiel – aber einen Versuch ist es allemal wert! Und auch wenn Sie Ihrem Herrn oder Ihrer Frau Vorsitz dafür noch etwas mehr Zeit gewähren müssen – nutzen Sie diese Zeit für Ihre persönlich Ziel-(Um-)Setzung.

Über Anti-Sitz-Software und andere Sitzmedien

Auch wenn die Fortschritte in Informations- und Kommunikationstechnologien einen wesentlichen Beitrag zur Evolution des *Homo sedens* geleistet haben, können wir sie uns immerhin auch im Kampf gegen das viele Sitzen zunutze machen. Software am PC, Apps am Smartphone oder Fitnesstracker sind zwar nicht jedermanns Sache, können aber durchaus genutzt werden, um sich an regelmäßige Sitzpausen erinnern zu lassen. So gibt es beispielsweise kostenlose Software für den PC, die einen in regelmäßigen und selbst festgelegten Abständen daran erinnert, aufzustehen oder sich zu bewegen – je nachdem, was man als Erinnerung eingibt.

Selbst wenn man bisher auch ohne Schrittzähler und andere bewegungs-überwachende bzw. -fördernde Techniken gut zurechtgekommen ist, so lohnt sich doch der Selbstversuch. Laden Sie sich eine kostenlose Software wie beispielsweise TimeLeft (NesterSoft Inc, Woodbridge, Ontario) auf Ihren Rechner und speichern Sie eine stündliche Erinnerung (mit oder ohne Tonsignal) mit personalisiertem Text ab. Dieser erscheint dann im 60-Minuten-Takt zum Beispiel so auf Ihrem Bildschirm: „Lieber Herr Vielsitz! Es ist mal wieder an der Zeit, aufzustehen!“ Ihrer Phantasie sind dabei keine Grenzen gesetzt, und der Text kann natürlich ganz individuell angepasst werden. Während manch einer die freundliche Variante von Herrn Vielsitz vorzieht, möchten andere vielleicht lieber eine Ansage wie „Aufstand! Beweg deine vier Buchstaben!“ oder „Sitzpause!“ auf ihrem Bildschirm sehen. Egal wie Ihr persönlicher Erinnerungstext aussieht, Sie können die Effizienz steigern, indem Sie zusätzlich konkrete Aufforderungen einfügen wie zum Beispiel: „Bitte steh auf und laufe 100 Schritte!“ Oder: „Geh und hol dir ein Glas Wasser!“

Im Übrigen wäre auch bei Videospielen das standardmäßige Erscheinen von Textmeldungen denkbar, die den Spieler in regelmäßigen Abständen daran erinnern, eine (möglichst bewegte) Pause einzulegen.

Eine weitere Alternative stellen kleine digitale Sensoren dar, die man sich unter einen speziellen Schreibtischstuhl kleben und mit dem Rechner vernetzen kann und somit einen individuellen Sitz-Coach aktiviert, der einem aufgrund der abgefragten Daten zunächst die persönliche

Sitzhistorie zusammenstellt und dann zu mehr Bewegung im Arbeitsalltag animiert.

Für all diejenigen, die der Überwachung auf „Schritt und Tritt" nicht abgeneigt sind, eignen sich Aktivitätstracker, die neben der genauen Erfassung der zurückgelegten Schritte, verbrannten Energie und Herzfrequenz auch noch die Körperhaltung registrieren und darüber Rückmeldung geben. Diese Fitnesstracker stehen sowohl isoliert als auch in Verbindung mit Smartphone und Computer zur Verfügung.

Natürlich gibt es auch eine ganze Reihe an Apps oder PC-Software, die auch gleich noch ein paar Übungen zeigen, die man während der Sitzpause machen kann. Es spricht auch nichts dagegen, verschiedene Anti-Sitz-Software-Strategien zu kombinieren: Herr Vielsitz nutzt zum Beispiel die stündliche Aufsteh-Erinnerung am PC ebenso wie zweimal täglich eine Smartphone-App, die ihm ein fünfminütiges Rücken-Workout zeigt.

Im Übrigen, testen Sie auch einmal Ihren Fernseher auf Fortschrittlichkeit. In manchen Geräten lässt sich gleichermaßen wie am PC eine Erinnerungsfunktion einschalten. Sie werden sehen, die macht das Fernsehen gleich noch ein bisschen unbequemer.

Zusätzlich zu den Techniken, die sich der Einzelne zunutze machen kann, spielen auch die Medien im üblichen Sinn eine wichtige Rolle und haben einen weitreichenden Einfluss auf das Gesundheitsverhalten Einzelner wie auch der Gesamtbevölkerung. Dabei können sowohl die traditionellen Kanäle wie TV, Radio und Zeitungen, aber auch das Internet und soziale Medien wie beispielsweise Facebook oder Twitter eine Vielzahl an Menschen erreichen und damit für Gesundheitskommunikation genutzt werden. Die Nutzung konventioneller Massenmedien ebenso wie sozialer Medien kann daher zur großflächigen Aufklärung und Information über die gesundheitliche Relevanz des übermäßigen Sitzens beitragen.

Wie würden Sie darauf reagieren, wenn Sie in Zukunft beim Fernsehen während der Werbepausen über die gesundheitlichen Risiken des langen, ununterbrochenen Sitzens aufgeklärt und zum Aufstehen animiert würden? Sie können sichergehen, dass es für die Gesundheit vieler von Vorteil wäre, Werbung für zuckerhaltige, kalorienreiche und ungesunde Nahrungsmittel und Getränke durch gesundheitsförderliche Werbesendungen zu ersetzen. Nur leider bringen solche Werbesendungen kein Geld ein …

Mehr Bewegungsraum im öffentlichen Bereich

Neben den verschiedenen Sitzgelegenheiten, die sich Kindern in der Schule und Erwachsenen am Arbeitsplatz bieten, werden wir tagtäglich in unserer Umgebung mit vielen weiteren Sitzmöglichkeiten konfrontiert, die zum Niederlassen und Innehalten einladen. Dazu gehören Restaurants, Kinos und Theater ebenso wie Parkanlagen, Sportarenen und Flughäfen. Nun ist auch nichts dagegen einzuwenden, sich bei einem Spaziergang im Park ein paar Minuten auf die Bank zu setzen. Auch geht es nicht darum, in Zukunft sämtliche Stühle und Tische aus Cafés und Restaurants zu entfernen.

Es geht vielmehr darum, unsere Umgebung so zu gestalten, dass sie anstatt zum Sitzen zu mehr Bewegung oder zum Stehen einlädt. Und auch hier sei wieder darauf hingewiesen, dass nicht die sportliche Hochleistungsaktivität im Vordergrund steht, sondern leichte Alltagsaktivitäten. So spielen beispielsweise gut ausgebaute und sichere Fußgänger- und Fahrradwege eine wesentliche Rolle bei der Bewegungsförderung. Denn jeder Weg, der aktiv zurückgelegt wird, reduziert das Sitzen im Auto oder in anderen Transportmitteln. Dazu können auch öffentliche Verkehrsmittel beitragen – indem sie beispielsweise die Anzahl an Sitzplätzen reduzieren und dafür mehr Platz für die Mitnahme von Fahrrädern bieten. Auch

Grünflächen, Parks und Spielplätze tragen zu mehr Bewegung und damit zu weniger Sitzen bei. Insbesondere für Kinder und Jugendliche bieten Spielplätze, Bolzplätze und weitere für Bewegung geeignete Flächen den notwendigen Raum, der es Kindern und Jugendlichen ermöglicht, ihrem Bewegungsdrang nachzugehen und aktiv zu sein. Im Übrigen würden Outdoor-Fitnessgeräte, die am Rande eines Spielplatzes stehen, auch zu mehr Bewegung der Eltern beitragen, wenn diese ihre Kinder – statt auf der Bank sitzend – von einem Fitnessgerät aus beaufsichtigen könnten.

Beim Bau neuer Schulen sollte beispielsweise darauf geachtet werden, dass diese günstig gelegen sind – und zwar günstig nicht im Sinne von kostengünstig, sondern im Sinne von einer guten Erreichbarkeit für die Schüler. Natürlich kann auch in einer Schule, die über aktive Schulwege gut erreichbar ist, viel gesessen werden. Und auch eine bewegungsfördernde Inneneinrichtung trägt von allein nicht unmittelbar dazu bei, dass Schüler weniger sitzen. Aber diese Aspekte können in Kombination mit Aufklärung, gezielten Maßnahmen und individuellen Anti-Sitz-Aufständen eine Umgebung schaffen, die zu mehr Bewegung einladt und somit durchaus zu weniger Sitzen beiträgt.

Auch Einkaufszentren stellen zwar für viele eine praktische Möglichkeit dar, mal schnell alle möglichen Einkäufe zu erledigen – und dabei mit dem Auto möglichst bis vor die Tür zu fahren. Allerdings regen Einkaufszentren im Vergleich zu naheliegenden und damit zu Fuß erreichbaren Läden nicht unbedingt dazu an, den Weg dorthin aktiv zu gestalten – schließlich muss ja auch die gesamte Fülle des Einkaufes wieder nach Hause transportiert werden. Liegen Supermarkt, Bäckerei und Drogeriemarkt hingegen alle in Fußnähe, ist man eher geneigt, mal schnell zu Fuß zu gehen oder mit dem Rad zu fahren. Und da man dann auch nicht alle Stationen mit einem Mal abklappert, lassen sich die einzelnen Einkäufe auch leichter in Rucksäcken, Taschen, Fahrradkörben oder Gepäcktaschen nach Hause transportieren.

Damit seien nur einige Beispiele genannt. Um jedoch das gesamte Potenzial zu nutzen, das Stadtplanung und Architektur im Hinblick auf mehr Bewegungsraum und weniger Sitzgelegenheiten im öffentlichen Bereich bieten können, bedarf es gut geplanter Kooperationen und insbesondere einer grundlegenden Unterstützung seitens der Politik.

Warum wir ein Umdenken in der Politik brauchen

Seit die gesundheitsschädigende Wirkung von Rauchen und Alkoholkonsum belegt ist, gibt es immer mehr Gesetze, Programme und Kampagnen zur Kontrolle des Tabak- und Alkoholkonsums. In den letzten Jahren kommt auch der Bewegungsförderung und der gesunden, vollwertigen Ernährung eine immer größere Rolle zu. Das übermäßige Sitzen – als von Bewegung bzw. Bewegungsmangel unabhängiger Risikofaktor – muss sich seinen Platz auf politischer Ebene jedoch erst noch erkämpfen. Und das kostet Zeit und Geld!

Zum einen müssen weitere Forschungsgelder fließen, die auch in Deutschland die Forschung zu diesem Thema stärken. Zudem tragen das übermäßige Sitzen und der Bewegungsmangel maßgeblich zur Entstehung chronischer Erkrankungen bei, die wiederum mit immensen Kosten für die medizinische Versorgung sowie für die Produktivitätseinbußen chronisch Kranker verbunden sind. Um das Sitzen auf Bevölkerungsebene zu reduzieren, wäre somit eine großflächige Finanzierung von Bewegungsräumen und anderen Umgebungen, die die Sitz-Steh-Dynamik ebenso fördern wie mehr Bewegung, vonnöten.

In Anbetracht der starken Verbreitung chronischer Erkrankungen und der demografischen Alterung würde der Kampf gegen den sitzenden Lebensstil, nicht nur gesundheitlich sondern auch gesamtwirtschaftlich betrachtet, sicherlich mehr Nutzen als Kosten mit sich bringen. Ganz unabhängig von den Kosten kommt erschwerend hinzu, dass individuelle Maßnahmen ohne politische Unterstützung auf lange Sicht schwer umsetzbar sind. Maßnahmen, die das Individuum verfolgen und umsetzen kann, müssen daher in ein förderliches System gebettet werden.

In Deutschland bieten Strukturen wie beispielsweise das Präventionsgesetz oder die Bundesrahmenempfehlung der Nationalen Präventionskonferenz die Grundlagen zur Stärkung von Prävention und Gesundheitsförderung in allen Altersgruppen sowie in vielen Lebensbereichen. Entscheidend sind dafür die Träger der gesetzlichen Kranken-, Unfall- und Rentenversicherung sowie der sozialen Pflegeversicherung. Sie verfolgen das Ziel, Menschen dabei zu stärken, ihre Gesundheitspotenziale auszuschöpfen und den Auf- und Ausbau gesundheitsförderlicher Strukturen weiterzuentwickeln. Das Thema Sitzen wird in diesen Strukturen jedoch bisher nicht explizit erwähnt, sondern nur indirekt über die Aspekte Bewegung bzw. Bewegungsmangel abgedeckt. Dennoch legitimiert zumindest das Präventionsgesetz die Träger der gesetzlichen Kranken-, Unfall- und Rentenversicherung sowie sozialen Pflegeversicherung, Geld zur Stärkung von Prävention und Gesundheitsförderung in die Hand zu nehmen – und dazu gehört nun mal auch das Sitzen. Es mag sicherlich nicht die kostengünstigste Variante sein, jedem kleinen und großen Bürger einen höhenverstellbaren Sitz-Steh-Schreibtisch in Schule oder Arbeit zur Verfügung zu stellen – ganz zu schweigen davon, dass die sieben Euro, die die gesetzliche Krankenkasse pro Jahr für jeden ihrer Versicherten für Gesundheitsförderung und Prävention ausgeben soll, hierfür kaum reichen würden. Es wäre aber vielleicht ein Anfang, dem Thema Sitzen als eigenständigen Risikofaktor mehr Raum zu gewähren und ihn als einen – und zwar sehr ausgeprägten – Teil des Bewegungsspektrums expliziter hervorzuheben. Dafür eignen sich beispielsweise offizielle Informations- und Aufklärungsmaterialien.

So stellt IN FORM, Deutschlands Initiative für gesunde Ernährung und mehr Bewegung, die im Jahr 2008 vom Bundesministerium für Gesundheit (BMG) und vom damaligen Bundesministerium für Ernährung, Landwirtschaft und Verbraucherschutz (BMELV) initiiert wurde, einige Materialien zur Verfügung, die sich jedoch mehr mit der Förderung von Bewegung als mit der Reduktion des Sitzens an sich befassen. Auf der Suche nach sitz-spezifischen Materialien wird man von der IN FORM-Website auf die Seite der Plattform Ernährung und Bewegung e.V. (peb) weitergeleitet, die tatsächlich einige konkrete Materialien und Projekte gegen den sitzenden Lebensstil aufführt. Hier stellt sich jedoch die Frage, welchen Einfluss die Vertreter der Wirtschaft – wie z.B. Walt Disney Company, RTL Disney Fernsehen, Nestlé, Ferrero und Coca Cola (um nur die Prominentesten zu nennen) – neben den Mitgliedern aus öffentlicher Hand und Wissenschaft auf den Inhalt der Arbeit von peb haben.

Eine weitere Aufgabe, die mit der Stärkung von Gesundheitsförderung und Prävention auf politischer Ebene einhergeht, ist die weitere Ausarbeitung und Verbreitung von konkreten Empfehlungen zum Thema Sitzen. Hierfür sind wiederum Forschungsgelder notwendig ebenso wie der Auftrag an staatliche Einrichtungen wie zum Beispiel das Robert Koch-Institut, regelmäßig Daten über die Verbreitung des Sitzens in der Bevölkerung zu erheben und auszuwerten.

Des Weiteren können steuerliche Anreize oder andere finanzielle Vorteile geschaffen werden, die beispielsweise

Unternehmen fördern, welche wiederum das aktive Zurücklegen des Arbeitsweges ihrer Mitarbeiter durch die Bereitstellung von Duschen und ausreichend Fahrradständern am Arbeitsplatz unterstützen. Auch die Förderung von möglichst leicht zugänglichem und kostengünstigem Bikesharing ist eine Möglichkeit, die aktive Fortbewegung in Städten zu unterstützen. Autofreie Zonen in einem Umkreis von 100 Metern um Schulen würden Eltern dazu bringen, mit dem Auto nicht direkt vor das Schultor zu fahren und damit den Kindern ein paar Schritte und Bewegung ermöglichen – und dies auch noch ohne Gefahr durch Verkehr!

Eine Anfrage an das Bundesministerium für Gesundheit (BMG) zu existierenden Initiativen seitens des BMG gegen ununterbrochenes Dauersitzen ergab neben dem Hinweis auf das Präventionsgesetz und auf die Initiative INFORM noch die Initiative Neue Qualität in der Arbeit (INQA), die unter Mitwirkung des Bundesministeriums für Arbeit und Soziales ins Leben gerufen wurde. INQA stellt diverse, sowohl für Arbeitgeber als auch für Mitarbeiter relevante Informationen in Bezug auf Gesundheit am Arbeitsplatz zur Verfügung. Was das Sitzen anbelangt, beschäftigen sich diese jedoch überwiegend mit der Optimierung des ergonomischen Sitzens. Zusätzlich zu den genannten Initiativen erwähnte das BMG noch die Bezuschussung bzw. Übernahme von Präventionsangeboten seitens der gesetzlichen Krankenkassen.

Auf direkte Nachfrage bei zwei der großen Kranken- bzw. Gesundheitskassen in Deutschland wurde deren Engagement im Bereich „sitzender Lebensstil“ in mehrerlei Hinsicht hervorgehoben. Zum einen können gezielte Kursangebote von den Versicherten genutzt werden, um damit einem Bewegungsmangel entgegenzuwirken. Zum anderen wird dem Sitzen in den verschiedenen Bereichen wie Kindergarten, Schule, Arbeitsplatz, Kommune insofern Beachtung geschenkt, als u.a. Arbeitsplatzbegehungen bzw. -analysen, arbeitsplatzbezogene Rückenschulen und Vorträge organisiert werden. Darüberhinaus existieren einige Materialien wie beispielsweise Infobroschüren, die Tipps für weniger Sitzen und mehr Bewegung beinhalten – häufig jedoch im Zusammenhang mit Rückengesundheit und nicht als alleinstehendes Gesundheitsrisiko.

Um es positiv zu formulieren: Es existieren bereits einige Projekte und Initiativen, die dem Thema Sitzen mehr oder weniger viel Platz einräumen. Dennoch bestehen hier und auch bei künftigen Initiativen durchaus noch mehr Möglichkeiten, die Relevanz des sitzenden Lebensstils gebührend hervorzuheben – als eines der Gesundheitsthemen, das alle betrifft und einfach zu ändern ist!

Es sollte somit ein Hauptanliegen sein, das Sitzverhalten der Bevölkerung auch auf politischer Ebene zu beeinflussen und nachhaltig zu verändern. Vielleicht werden dann in Zukunft im Deutschen Bundestag auch keine Sitze mehr verteilt – sondern Stehplätze.

Das sitzt! Das Wichtigste in Kürze: Wie Schule, Chef und Staat dazu beitragen können, dass wir wieder auf die Beine kommen

- Wenn wir nicht sitzenbleiben wollen, müssen wir aufstehen. Das würde uns jedoch leichterfallen, wenn wir dabei nicht sitzengelassen werden würden.
- In der Schule stellen bewegtes Sitzen, Lernen in Bewegung sowie Bewegungspausen einfache Konzepte für mehr Bewegung und weniger (Still-)Sitzen dar.
- Aufstand am Arbeitsplatz fördert die Gesundheit und Leistungsfähigkeit der Mitarbeiter und damit auch die Produktivität des Unternehmens.
- Anti-Sitz-Software wie Fitnesstracker, Apps und andere Sitzmedien können dazu genutzt werden, den modernen *Homo sedens* an regelmäßige Sitzpausen zu erinnern.
- Eine Umgestaltung des öffentlichen Bereichs kann zu mehr Bewegungsraum und weniger Sitzgelegenheiten beitragen.
- Um die Bevölkerung nicht sitzenzulassen, muss die Relevanz des übermäßigen Sitzens auf politischer Ebene erkannt werden.

5

Das sollte sitzen! Eine kurze Zusammenfassung über das Sitzen, seine Risiken und Nebenwirkungen und was wir dagegen tun können

Obwohl unser Körper keinesfalls darauf ausgerichtet ist, Stunden über Stunden im Sitzen zu verbringen, tun wir genau das: Wir sitzen zu viel – genauer genommen: viel zu viel! Das mittlerweile weit verbreitete Sitzen auf Stühlen, das vor noch nicht allzu langer Zeit ein lange erkämpftes Privileg darstellte, wurde im Zuge der Industrialisierung und des technischen Fortschritts zum omnipräsenten Massenphänomen. Dabei sind die Sitzgelegenheiten ebenso zahlreich wie die Tätigkeiten, die wir bequem im Sitzen erledigen können: Sie reichen von fahrenden Stühlen wie Autos und anderen Transportmöglichkeiten über Bürostühle, Klappstühle bis hin zu voll bestuhlten Arenen und Sälen.

Während wir also ständig und überall durch die reine Anwesenheit von Sitzmöglichkeiten ununterbrochen in die Versuchung kommen, uns darauf niederzulassen, wird ebendies zudem durch eine brav erlernte Sitzkultur gefördert. Kinder, die sich vor dem Schuleintritt noch als Springinsfelde durch die Welt bewegen dürfen, werden innerhalb weniger Jahre zu disziplinierten und stillsitzenden Stuhlwesen erzogen, die sich an das Sitzen als vorrangige Haltung gewöhnt haben. Somit stellen wir die Kultur des Sitzens, die sich auf alle Lebensbereiche auswirkt, überhaupt nicht mehr in Frage.

Bis vor kurzem! Denn zwischenzeitlich (und spätestens im Kapitel 2 „Was passiert beim Sitzen mit und in unserem Körper?") haben wir erfahren, dass übermäßiges Sitzen unsere Gesundheit gefährdet.

Alles was Sie sonst noch über das Sitzen wissen sollten

1. Sitzen ist das neue Rauchen

Wenngleich dies ein sehr einprägsamer Slogan ist, der die überaus weite Verbreitung des Sitzens in der Bevölkerung gut darzustellen vermag (denn nahezu alle Menschen sitzen, wenn auch unterschiedlich viel – jedoch rauchen derzeit „nur" etwa 30 Prozent der Erwachsenen in Deutschland), so ist Tabakrauch dennoch der größte einzelne Risikofaktor für die Entstehung von Lungenkrebs. Rund 80 Prozent der Lungenkrebserkrankungen sind auf das Rauchen zurückzuführen – bei keiner Erkrankung geht ein so hoher Anteil allein auf das übermäßige Dauersitzen zurück. Dennoch treffen viele der Gesundheitswarnungen, die auf Zigarettenpackungen abgedruckt sind, auch auf das Sitzen zu. Und auch im Hinblick auf Prävention kann man sich für die Reduktion des Sitzens durchaus das ein oder andere von der Tabakprävention abschauen (z.B. Tabakpräventionsprogramme, Tabaksteuererhöhungen, Nichtraucherschutzgesetz).

2. Wer länger sitzt, ist früher tot

Richtig! Mit jeder Stunde, die im Sitzen verbracht wird, steigt das Risiko, früher zu versterben. Vor allem bei Menschen, die länger als sieben Stunden pro Tag sitzen, erhöht sich das Risiko, früher zu versterben, stark. Viel mehr als auf das Risiko, vorzeitig zu versterben, wirkt sich übermäßiges Sitzen jedoch auf die Entstehung von Volkskrankheiten wie

Packungsbeilage zu den Risiken und Nebenwirkungen des Sitzens

Wirkung: Sitzen in Form von kurz andauernden Einheiten wirkt sich positiv auf die Erholung von Körper und Geist aus. In länger andauernder Form unterstützt das Sitzen vor allem Bequemlichkeit und Gewohnheiten. Darüber hinaus fördert es die allgemeine Akzeptanz in einer durch die Kultur des Sitzens geprägten Gesellschaft.

Anwendungsgebiete: Sitzen kann in den unterschiedlichsten Bereichen angewandt und auf den verschiedensten Sitzgelegenheiten praktiziert werden. Zu den Hauptanwendungsgebieten zählen der Arbeitsplatz, die Schule, Verkehrsmittel und das heimische Sofa.

Wechselwirkungen: Sitzen geht häufig mit weiteren gesundheitsschädlichen Verhaltensweisen einher, wie beispielsweise ungesunder Ernährung oder Bewegungsmangel.

Risiken und Nebenwirkungen: Sitzen gefährdet Ihre Gesundheit! Es erhöht das Risiko für die Entstehung von Volkskrankheiten wie Diabetes mellitus Typ II, koronare Herzkrankheit, Schlaganfall, Übergewicht und Depression. Durch langes Sitzen steigt das Risiko, an Brustkrebs, Gebärmutterschleimhautkrebs und Dickdarmkrebs zu erkranken.

Überdosierung: Eine dauerhafte Überdosierung des Sitzens kann zu einer Verkürzung der Lebenserwartung führen.

Dosierungsempfehlung: In Maßen und vor allem zur kurzzeitigen Erholung kann das Sitzen durchaus empfohlen werden. Dabei sind kurze Sitzintervalle von maximal 30 Minuten ausreichend. Achten Sie darauf, insgesamt möglichst wenig Zeit mit sitzenden Tätigkeiten zu verbringen. Seien Sie so viel wie möglich körperlich aktiv und ersetzen Sie einen Großteil der abgesessenen Zeit durch Bewegung. Dabei sind bereits leichte Aktivitäten von Vorteil. Wenn Sie Zeit im Sitzen verbringen, gestalten Sie dabei das Sitzen möglichst bewegt und unterbrechen Sie es regelmäßig, z.B. alle 30 Minuten durch (Auf-) Stehen oder leichte Bewegung.

Bei Fragen zu Risiken und Nebenwirkungen wenden Sie sich vertrauensvoll an die Autoren dieses Buches.

Diabetes oder Herz-Kreislauf-Erkrankungen aus und gefährdet dadurch die Gesundheit.

3. Sitzen ist fürn Arsch
Provokant und ebenso richtig wie falsch! Unumstritten sitzen wir, wenn wir sitzen, auf dem Arsch. Gut für den Po ist das Sitzen jedoch nicht, z.B. wenn dieser (und andere Körperstellen) durch übermäßiges Sitzen unnötiges Fett ansetzt. Im Sinne von „Sitzen ist unnütz“ ist das Sitzen in vielen Fällen dann doch für den Arsch.

Aufstand gegen die Sitzkultur

Um unsere Gesundheit also nicht unnötig durch eine Überdosis an Sitzen zu gefährden, sollten wir schleunigst etwas dagegen unternehmen. Am einfachsten eignet sich dafür der unmittelbare Aufstand. Dieser kann wiederum überall und jederzeit praktiziert werden, sei es vor dem Fernseher, am Arbeitsplatz oder bei sonstigen Schreibtischtätigkeiten.

Mit Verstand gegen den Homo sedens

Stellen Sie Ihre Qualität als vernunftbegabter *Homo sapiens* unter Beweis! Machen Sie sich zunächst bewusst, wann und wo Sie die meiste Zeit absitzen, und setzen Sie sich konkrete Ziele gegen das Dauersitzen. Integrieren Sie diese in alltägliche Bewegungsabläufe und ersetzen Sie Ihre Sitzgewohnheiten durch Aktivitäten im Stehen oder in Bewegung. Aufstand mit Verstand sozusagen.

Sitzen muss sitzenbleiben

Wir können selbst wesentlich dazu beitragen, unsere Gesamtsitzzeit zu reduzieren und möglichst gering zu halten.

Um aber gar nicht erst in die Versuchung zu kommen, ständig Platz zu nehmen, würde uns etwas Unterstützung von außen gut tun. Wenn unser Umfeld, unsere Kultur und auch unsere Politik nicht so sehr auf Stillsitzen und Sitzenbleiben ausgerichtet wären und sämtliche damit verbundenen gesundheitlichen Folgen aussitzen würden, könnte das übermäßige Sitzen schon bald sitzenbleiben.

Und jetzt heißt es

AUSGESESSEN!

Das sitzt! Das Wichtigste in Kürze: Tipps und Tricks gegen die Risiken und Nebenwirkungen des Sitzens

Immer und überall:

- Weniger sitzen und mehr bewegen – auch noch so kleine Bewegungen und leichte Aktivitäten sind Gold wert.
- Wenn Sitzen notwendig ist, dann möglichst bewegt sitzen und das Sitzen so oft wie möglich mit Aufstehen oder Bewegung unterbrechen.

Zu Hause:

- Sitzende Tätigkeiten so häufig wie möglich – am besten alle 30 Minuten – mit nicht-sitzenden Tätigkeiten unterbrechen.
- Fernsehen zum Fernstehen machen: häufig aufstehen, um Getränke zu holen, das Programm zu wechseln, eine Nachricht am Smartphone zu tippen, Gleichgewichts- oder Dehnübungen zu machen.
- Lesen: auch mal im Stehen ausprobieren.
- Computertätigkeiten: siehe *Am Arbeitsplatz*.

Unterwegs:

- Umsteigen: vom Autofahren und anderen passiven Transportmöglichkeiten auf Fahrradfahren oder Laufen.
- Aufstehen: in öffentlichen Verkehrsmitteln auf einen Sitzplatz verzichten und stehen oder nach Möglichkeit etwas bewegen.
- Aussteigen: aus Auto, Bus oder Bahn lieber ein paar Meter bzw. eine Haltestelle eher aussteigen und den Rest zu Fuß gehen.
- Auch bei langen Autofahrten regelmäßig Pausen einlegen und kurz die Beine vertreten.

Am Arbeitsplatz:

- Sitzende Tätigkeiten so häufig wie möglich – am besten alle 30 Minuten – mit nichtsitzenden Tätigkeiten unterbrechen.
- Weniger als die Hälfte der täglichen Arbeitszeit im Sitzen verbringen.
- Sitzende Tätigkeiten wie Telefonieren oder Lesen im Stehen oder in Bewegung durchführen.
- Besprechungen mit Kollegen in Form von Steh-Meetings oder im Gehen durchführen.
- Drucker, Mülleimer und Co so weit entfernt platzieren, dass diese nur durch Aufstehen erreicht werden können.
- E-Mails oder Anrufe an Kollegen im Haus durch persönliche Besuche ersetzen.
- Getränke in einzelnen Portionen holen.
- Pausen für Bewegung nutzen.

Kinder:

- Kinder zu einem möglichst aktiven Lebensstil motivieren und ihnen diesen ermöglichen.
- Den Bildschirmmedienkonsum in Grenzen halten.
- Kinder zum Laufen und Fahrradfahren animieren.
- Hausaufgaben – zumindest teilweise – im Stehen oder in Bewegung machen.
- Dem natürlichen Bewegungsdrang eines Kindes freien Lauf lassen.

Nachwort

Als Medizinern und in der Prävention tätigen Epidemiologen liegt uns nicht nur die Gesundheit jedes einzelnen Menschen am Herzen, sondern auch die Gesundheit der gesamten Bevölkerung. Anstatt bereits vorhandene Erkrankungen zu behandeln oder zu heilen, verfolgen wir einen präventiven Ansatz und versuchen Risikofaktoren, die die Entstehung von Krankheiten begünstigen, zu minimieren. Hauptsächlich beschäftigen wir uns dabei mit Risikofaktoren wie Übergewicht, Ernährung, körperliche Aktivität, Bewegungsmangel und, wie in diesem Fall, mit übermäßigem Sitzen.

Wir hoffen, es ist uns gelungen, Ihnen mithilfe dieses Buches einen Einblick in die überaus weite Verbreitung des Sitzens in unserer Gesellschaft und in unserem alltäglichen Leben zu geben. Auch der Einfluss des langen Sitzens auf verschiedene Prozesse in unserem Körper und die daraus resultierende Entstehung von Krankheiten sollte nun für Sie nachvollziehbar sein. All denjenigen unter Ihnen, die tagtäglich viel Zeit mit sitzenden Tätigkeiten verbringen – und das sind zumindest statistisch gesehen nicht wenige –, soll dieses Buch darüberhinaus als Hilfestellung dienen, um wieder häufiger und länger auf die Beine zu kommen. Denn: Die Zeitbombe, auf der wir sitzen, tickt laut und deutlich! Versuchen Sie also, rechtzeitig den Absprung zu schaffen, weniger zu sitzen und sich häufiger und mehr zu bewegen. Und denken Sie daran: Auch wenn Sie vielleicht einer Berufsgruppe angehören, die ihrer berufliche Tätigkeit überwiegend oder ausschließlich sitzend nachkommen kann, Sie können dem gesundheitlichen Risiko, das durch langes Sitzen entsteht, zu einem großen Teil durch Bewegung entgegenwirken!

Und die Moral von der Geschicht?
Schade dir durch langes Sitzen nicht!

Danke

An dieser Stelle möchten wir uns bei Ihnen, liebe Leserinnen und Leser, für Ihr Interesse am Thema Sitzen bedanken. Wir hoffen, dass wir Ihre Erwartungen an das Buch erfüllen konnten und würden uns wünschen, dass es Ihnen gelingen wird, einige der von uns vorgeschlagenen Tipps und Tricks in die Tat umzusetzen. Sie werden mit körperlichem Wohlergehen und Gesundheit belohnt werden! Ein ganz herzliches Dankeschön geht an den Herder Verlag, allen voran Dr. German Neundorfer, Tino Heeg und Manuel Herder für die konstruktive Zusammenarbeit, die vielen hilfreichen Anmerkungen und die äußerst interessante Möglichkeit, dieses Buch zu veröffentlichen. Besonders bedanken möchten wir uns auch bei Stefan Linde, der uns viele Türen geöffnet hat und uns in allen Schritten mit guten Ideen beraten und begleitet hat. Insbesondere hervorheben möchten wir auch Stefanie Traidl, die den Text mit ihren kreativen Illustrationen wunderbar ergänzt hat. Ganz besonderer Dank gilt unseren vielen Kolleginnen und Kollegen, die das Thema Sitzen weltweit und hierzulande von sämtlichen Blickwinkeln beforschen und es uns somit ermöglichten, den aktuellen wissenschaftlichen Stand darzustellen. Allerbesten Dank auch an unsere Kolleginnen und Kollegen am Institut für Epidemiologie und Präventivmedizin der Universität Regensburg sowie den Studierenden, Doktoranden und unserem wissenschaftlichen Team für die vielen Inspirationen und den konstruktiven Gedankenaustausch. Wir danken unseren Familien und Freunden in Nah und Fern, die wertvollen Input, Inspiration und Kritik geleistet haben und geduldig und mit Verständnis auf gemeinsame Zeit verzichtet haben. Nicht zuletzt danken wir allen Kindern, die uns immer wieder vor Augen führen, wie ein Leben mit weniger (Still-)Sitzen und mehr Bewegung aussehen kann!

Quellenangaben

Kapitel 1

Bauman, A.E., Petersen, C.B., Blond, K., Rangul, V. und Hardy, L.L. (2018). The Descriptive Epidemiology of Sedentary Behaviour. In: Sedentary Behaviour Epidemiology. Leitzmann, M.F., Jochem, C. und Schmid, D. (Hrsg.). Springer International Publishing AG: Switzerland.

Eickhoff, H. (1997). Das Sitzen auf Stühlen – Eine Kulturgeschichte. Zuletzt aufgerufen am: 19/03/2018, von Website: http://www.hajoeickhoff.de/sitzen/.

Eickhoff, H. (1997). Sitzen: Eine Betrachtung der bestuhlten Gesellschaft, Anabas-Verlag.

Jochem, C., Schmid, D. und Leitzmann, M.F. (2018). Introduction to Sedentary Behaviour Epidemiology. In: Sedentary Behavior Epidemiology. Leitzmann, M.F., Jochem, C. und Schmid, D. (Hrsg.). Springer International Publishing AG: Switzerland.

Loyen, A., van der Ploeg, H.P., Bauman, A., Brug, J. und Lakerveld, J. (2016). European Sitting Championship: Prevalence and Correlates of Self-Reported Sitting Time in the 28 European Union Member States. PLoS One 11(3): e0149320.

Pfeifer, K. und Rütten, A. (2017). Nationale Empfehlungen für Bewegung und Bewegungsförderung. FAU Erlangen-Nürnberg.

Sedentary Behavior Research Network (SBRN). Final definitions, caveats and examples of key terms from the Sedentary Behavior Research Network (SBRN) Terminology Consensus Project. Zuletzt aufgerufen am: 13/03/2018, von Website: http://www.sedentarybehaviour.org/sbrn-terminology-consensus-project/#consensus-definitions.

Kapitel 2

Biddle, S.J., Garcia Bengoechea, E. und Wiesner, G. (2017). Sedentary behaviour and adiposity in youth: a systematic review of reviews and analysis of causality. Int J Behav Nutr Phys Act 14(1): 43.

Biddle, S.J.H., Bengoechea Garcia, E., Pedisic, Z., Bennie, J., Vergeer, I. und Wiesner, G. (2017). Screen Time, Other Sedentary Behaviours, and Obesity Risk in Adults: A Review of Reviews. Curr Obes Rep 6(2): 134–147.

Biswas, A., Oh, P.I., Faulkner, G.E., Bajaj, R.R., Silver, M.A., Mitchell, M.S. und Alter, D.A. (2015). Sedentary time and its association with risk for disease incidence, mortality, and hospitalization in adults: a systematic review and meta-analysis. Ann Intern Med 162(2): 123–132.

Blodgett, J., Theou, O., Kirkland, S., Andreou, P. und Rockwood, K. (2015). The association between sedentary behaviour, moderate-vigorous physical activity and frailty in NHANES cohorts. Maturitas 80(2): 187–191.

Brocklebank, L.A., Falconer, C.L., Page, A.S., Perry, R. und Cooper, A.R. (2015). Accelerometer-measured sedentary time and cardiometabolic biomarkers: A systematic review. Prev Med 76: 92–102.

Brown, C.J., Redden, D.T., Flood, K.L. und Allman, R.M. (2009). The underrecognized epidemic of low mobility during hospitalization of older adults. J Am Geriatr Soc 57(9): 1660–1665.

Carson, V., Hunter, S., Kuzik, N., Gray, C.E., Poitras, V.J., Chaput, J.P., Saunders, T.J., Katzmarzyk, P.T., Okely, A.D., Connor Gorber, S., Kho, M.E., Sampson, M., Lee, H. und Tremblay, M.S. (2016). Systematic review of sedentary behaviour and health indicators in school-aged children and youth: an update. Appl Physiol Nutr Metab 41(6 Suppl 3): S240–265.

Chen, S.M., Liu, M.F., Cook, J., Bass, S. und Lo, S.K. (2009). Sedentary lifestyle as a risk factor for low back pain: a systematic review. Int Arch Occup Environ Health 82(7): 797–806.

Christakis, D.A., Zimmerman, F.J., DiGiuseppe, D.L. und McCarty, C.A. (2004). Early television exposure and subsequent attentional problems in children. Pediatrics 113(4): 708–713.

Cooper, A.J., Simmons, R.K., Kuh, D., Brage, S. und Cooper, R. (2015). Physical activity, sedentary time and physical capability in early old age: British birth cohort study. PLoS One 10(5): e0126465.

Germano-Soares, A.H., Andrade-Lima, A., Meneses, A.L., Correia, M.A., Parmenter, B.J., Tassitano, R.M., Cucato, G.G. und Ritti-Dias, R.M. (2018). Association of time spent in physical activities and sedentary behaviors with carotid-femoral pulse wave velocity: A systematic review and meta-analysis. Atherosclerosis 269: 211–218.

Harrington, J.L., Ayers, C., Berry, J.D., Omland, T., Pandey, A., Seliger, S.L., Ballantyne, C.M., Kulinski, J., deFilippi, C.R. und de Lemos, J.A. (2017). Sedentary Behavior and Subclinical Cardiac Injury: Results From the Dallas Heart Study. Circulation 136(15): 1451–1453.

Healy, G.N., Matthews, C.E., Dunstan, D.W., Winkler, E.A. und Owen, N. (2011). Sedentary time and cardio-metabolic biomarkers in US adults: NHANES 2003–06. Eur Heart J 32(5): 590–597.

Healy, G.N., Wijndaele, K., Dunstan, D.W., Shaw, J.E., Salmon, J., Zimmet, P.Z. und Owen, N. (2008). Objectively measured sedentary time, physical activity, and metabolic risk: the Australian Diabetes, Obesity and Lifestyle Study (AusDiab). Diabetes Care 31(2): 369–371.

Henson, J., Davies, M.J., Bodicoat, D.H., Edwardson, C.L., Gill, J.M., Stensel, D.J., Tolfrey, K., Dunstan, D.W., Khunti, K. und Yates, T. (2016). Breaking Up Prolonged Sitting With Standing or Walking Attenuates the Postprandial Metabolic Response in Postmenopausal Women: A Randomized Acute Study. Diabetes Care 39(1): 130–138.
Hobbs, M., Pearson, N., Foster, P.J. und Biddle, S.J. (2015). Sedentary behaviour and diet across the lifespan: an updated systematic review. Br J Sports Med 49(18): 1179–1188.
Hoffmann, B., Kettner, S., Wirt, T., Wartha, O., Hermeling, L., Steinacker, J.M. und Kobel, S. (2017). Sedentary time among primary school children in south-west Germany: amounts and correlates. Arch Public Health 75: 63.
Jefferis, B.J., Iliffe, S., Kendrick, D., Kerse, N., Trost, S., Lennon, L.T., Ash, S., Sartini, C., Morris, R.W., Wannamethee, S.G. und Whincup, P.H. (2014). How are falls and fear of falling associated with objectively measured physical activity in a cohort of community-dwelling older men? BMC Geriatr 14: 114.
Katzmarzyk, P.T. und Lee, I.M. (2012). Sedentary behaviour and life expectancy in the USA: a cause-deleted life table analysis. BMJ Open 2(4).
Koster, I., Schubert, I. und Huppertz, E. (2012). [Follow up of the CoDiM-Study: Cost of diabetes mellitus 2000–2009]. Dtsch Med Wochenschr 137(19): 1013–1016.
Kvam, S., Kleppe, C.L., Nordhus, I.H. und Hovland, A. (2016). Exercise as a treatment for depression: A meta-analysis. J Affect Disord 202: 67–86.
Lakerveld, J., Loyen, A., Schotman, N., Peeters, C.F.W., Cardon, G., van der Ploeg, H.P., Lien, N., Chastin, S. und Brug, J. (2017). Sitting too much: A hierarchy of socio-demographic correlates. Prev Med 101: 77–83.

Leitzmann, M.F., Jochem, C. und Schmid, D. (2018). Sedentary Behaviour Epidemiology. Switzerland, Springer International Publishing AG: Switzerland.

Liu, M., Wu, L. und Yao, S. (2016). Dose-response association of screen time-based sedentary behaviour in children and adolescents and depression: a meta-analysis of observational studies. Br J Sports Med 50(20): 1252–1258.

Loyen, A., van der Ploeg, H.P., Bauman, A., Brug, J. und Lakerveld, J. (2016). European Sitting Championship: Prevalence and Correlates of Self-Reported Sitting Time in the 28 European Union Member States. PLoS One 11(3): e0149320.

Morris, J.N., Heady, J.A., Raffle, P.A., Roberts, C.G. und Parks, J.W. (1953). Coronary heart-disease and physical activity of work. Lancet 265(6795): 1053–1057; contd.

Parsons, T.J., Sartini, C., Ellins, E.A., Halcox, J.P., Smith, K.E., Ash, S., Lennon, L.T., Wannamethee, S.G., Lee, I.M., Whincup, P.H. und Jefferis, B.J. (2016). Objectively measured physical activity and sedentary behaviour and ankle brachial index: Cross-sectional and longitudinal associations in older men. Atherosclerosis 247: 28–34.

Peddie, M.C., Bone, J.L., Rehrer, N.J., Skeaff, C.M., Gray, A.R. und Perry, T.L. (2013). Breaking prolonged sitting reduces postprandial glycemia in healthy, normal-weight adults: a randomized crossover trial. Am J Clin Nutr 98(2): 358–366.

Pfeifer, K. und Rütten, A. (2017). Nationale Empfehlungen für Bewegung und Bewegungsförderung. FAU Erlangen-Nürnberg.

Robert-Koch Institut (2015). Gesundheitsberichterstattung des Bundes. Gemeinsam getragen von RKI und Destatis. Berlin.

Schoeppe, S., Alley, S., Rebar, A.L., Hayman, M., Bray, N.A., Van Lippevelde, W., Gnam, J.P., Bachert, P., Direito, A. und

Vandelanotte, C. (2017). Apps to improve diet, physical activity and sedentary behaviour in children and adolescents: a review of quality, features and behaviour change techniques. Int J Behav Nutr Phys Act 14(1): 83.
Schuch, F., Vancampfort, D., Firth, J., Rosenbaum, S., Ward, P., Reichert, T., Bagatini, N.C., Bgeginski, R. und Stubbs, B. (2017). Physical activity and sedentary behavior in people with major depressive disorder: A systematic review and meta-analysis. J Affect Disord 210: 139–150.
Tremblay, M.S., Aubert, S., Barnes, J.D., Saunders, T.J., Carson, V., Latimer-Cheung, A.E., Chastin, S.F.M., Altenburg, T.M. und Chinapaw, M.J.M. (2017). Sedentary Behavior Research Network (SBRN) – Terminology Consensus Project process and outcome. Int J Behav Nutr Phys Act 14(1): 75.
Tsutsumimoto, K., Makizako, H., Doi, T., Hotta, R., Nakakubo, S., Shimada, H. und Suzuki, T. (2017). Prospective associations between sedentary behaviour and incident depressive symptoms in older people: a 15-month longitudinal cohort study. Int J Geriatr Psychiatry 32(2): 193–200.
van der Ploeg, H.P., Moller, S.V., Hannerz, H., van der Beek, A.J. und Holtermann, A. (2015). Temporal changes in occupational sitting time in the Danish workforce and associations with all-cause mortality: results from the Danish work environment cohort study. Int J Behav Nutr Phys Act 12: 71.
Wallmann-Sperlich, B., Chau, J.Y. und Froboese, I. (2017). Self-reported actual and desired proportion of sitting, standing, walking and physically demanding tasks of office employees in the workplace setting: do they fit together? BMC Res Notes 10(1): 504.
Zhai, L., Zhang, Y. und Zhang, D. (2015). Sedentary behaviour and the risk of depression: a meta-analysis. Br J Sports Med 49(11): 705–709.

Zimmerman, F.J., Christakis, D.A. und Meltzoff, A.N. (2007). Associations between media viewing and language development in children under age 2 years. J Pediatr 151(4): 364–368.
Zimmerman, F.J., Glew, G.M., Christakis, D.A. und Katon, W. (2005). Early cognitive stimulation, emotional support, and television watching as predictors of subsequent bullying among grade-school children. Arch Pediatr Adolesc Med 159(4): 384–388.

Kapitel 3

Deutsche Gesellschaft für Ernährung (DGE). (2018). Vollwertig essen und trinken nach den 10 Regeln der DGE. Zuletzt aufgerufen am: 13/03/2018, von Website: https://www.dge.de/ernaehrungspraxis/vollwertige-ernaehrung/10-regeln-der-dge/.
Leitzmann, M., Powers, H., Anderson, A.S., Scoccianti, C., Berrino, F., Boutron-Ruault, M.C., Cecchini, M., Espina, C., Key, T.J., Norat, T., Wiseman, M. und Romieu, I. (2015). European Code against Cancer 4th Edition: Physical activity and cancer. Cancer Epidemiol 39 Suppl 1: S46–55.
Pfeifer, K. und Rütten, A. (2017). Nationale Empfehlungen für Bewegung und Bewegungsförderung. FAU Erlangen-Nürnberg.
Physical Activity Guidelines Advisory Committee (2018). 2018 Physical Activity Guidelines Advisory Committee Scientific Report. Washington, DC, U.S. Department of Health and Human Services.
Umweltbundesamt. (2016). Radverkehr. Zuletzt aufgerufen am: 13/03/2018, von Website: https://www.umweltbundesamt.de/themen/verkehr-laerm/nachhaltige-mobilitaet/radverkehr#textpart-1

Kapitel 4

Bundesanstalt für Landwirtschaft und Ernährung (BLE). (2018). IN FORM – Deutschlands Initiative für gesunde Ernährung und mehr Bewegung. Zuletzt aufgerufen am: 13/03/2018, von Website: https://www.in-form.de/.

Bundestag (2015). Gesetz zur Stärkung der Gesundheitsförderung und Prävention (Präventionsgesetz – PrävG). Bundesgesetzblatt Jahrgang 2015, Teil I(Nr. 31).

Hagger-Johnson, G., Gow, A.J., Burley, V., Greenwood, D. und Cade, J.E. (2016). Sitting Time, Fidgeting, and All-Cause Mortality in the UK Women's Cohort Study. Am J Prev Med 50(2): 154–160.

Initiative Neue Qualität der Arbeit (INQA). (2018). Initiative Neue Qualität der Arbeit (INQA) – Gesundheit. Zuletzt aufgerufen am: 13/03/2018, von Website: https://www.inqa.de/DE/Informieren-Themen/Gesundheit/inhalt.html;jsessionid=B7FB17D5E605116B88B90CE641AE0FF0.

Nationale Präventionskonferenz (2016). Bundesrahmenempfehlungen der Nationalen Präventionskonferenz nach § 20d Abs. 3 SGB V.

Plattform Ernährung und Bewegung e.V. (peb). (2018). Plattform Ernährung und Bewegung e.V. (peb). Zuletzt aufgerufen am: 13/03/2018, von Website: http://www.pebonline.de